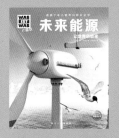 未来能源 让浪费成记忆
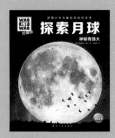 探索月球 神秘而伟大
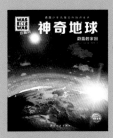 神奇地球 蔚蓝的家园
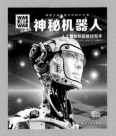 神秘机器人 人工智能和超级好帮手

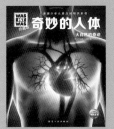 奇妙的人体 大自然的奇迹
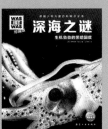 深海之谜 生机勃勃的黑暗国度
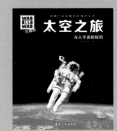 太空之旅 深入宇宙的探险
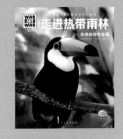 走进热带雨林 地球的绿色宝库

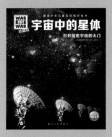 宇宙中的星体 打开探索宇宙的大门
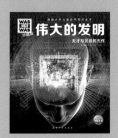 伟大的发明 天才与灵感的杰作
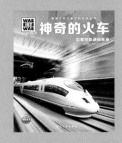 神奇的火车 伯努利轨道驶向未来
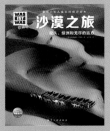 沙漠之旅 驼队、绿洲和无尽的远方

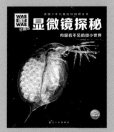 显微镜探秘 肉眼看不见的微小世界
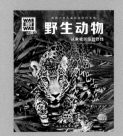 野生动物 从未被驯服的野性
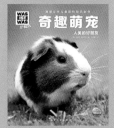 奇趣萌宠 人类的好朋友
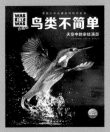 鸟类不简单 天空中的杂技演员

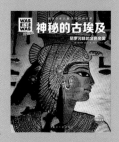 神秘的古埃及 尼罗河畔的金色帝国
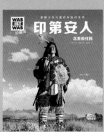 印第安人 北美原住民
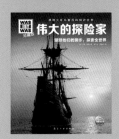 伟大的探险家 跟随他们的脚步，探索全世界
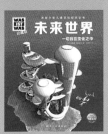 未来世界 一切尽在变化之中

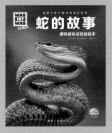 蛇的故事 拥有敏锐感官的猎手
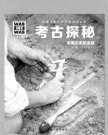 考古探秘 发掘历史的宝藏
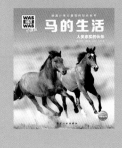 马的生活 人类忠实的伙伴
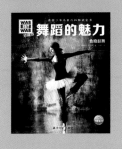 舞蹈的魅力 合拍起舞

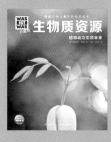 生物质资源 植物动力引领未来
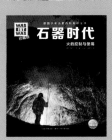 石器时代 火的控制与使用

第一辑·全10册
第二辑·全10册
第三辑·全10册
第四辑·全10册
第五辑·全10册
第六辑·全10册
第七辑·全8册

WAS IST WAS

学习源自好奇 科学改变

U0338640

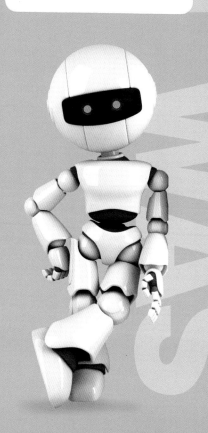

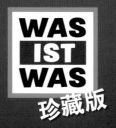

珍藏版

奇妙的人体

大自然的奇迹

[德] 莎布丽娜·拉希雷 / 著　林碧清 / 译

航空工业出版社

方便区分出不同的主题！

真相
大搜查

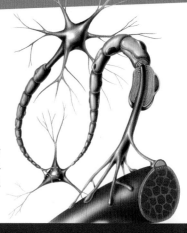

12

遍布全身的神经细胞，是脑部与身体其他部位之间传递信息的通道。

符号箭头▶
代表内容特别有趣！

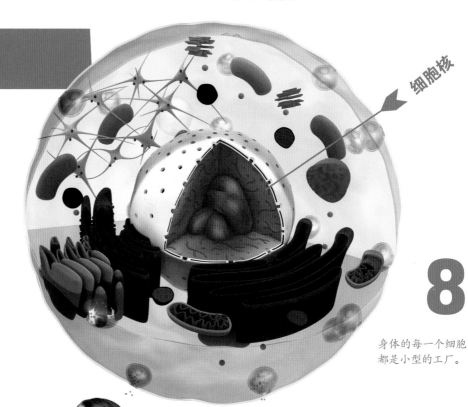

细胞核

8

身体的每一个细胞都是小型的工厂。

15

耳朵是很精密的感觉器官，太大的噪音和音乐都可能对你造成永久的伤害。

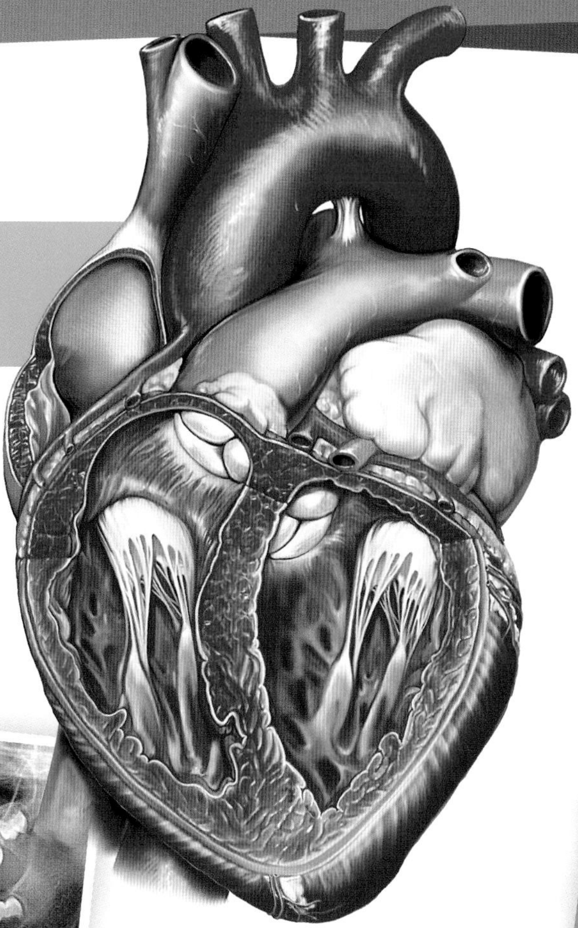

22

你的心脏从来不休息，它是身体的发动机，负责让血液不断地流过身体每一处，供应源源不绝的氧气和养分。

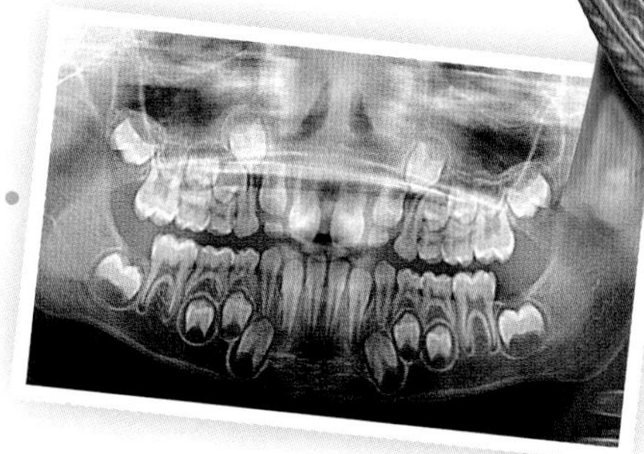

28

超酷！原来从人类一生下来，恒齿就躲在乳齿的后面，等着要冒出来。

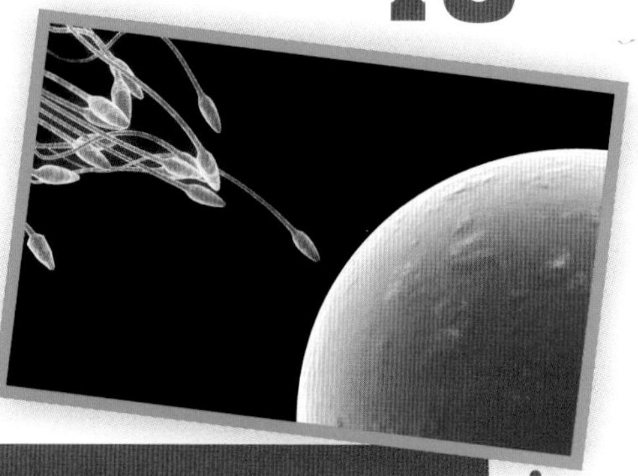

46

精细胞和卵细胞结合，最终会变成一个婴儿。

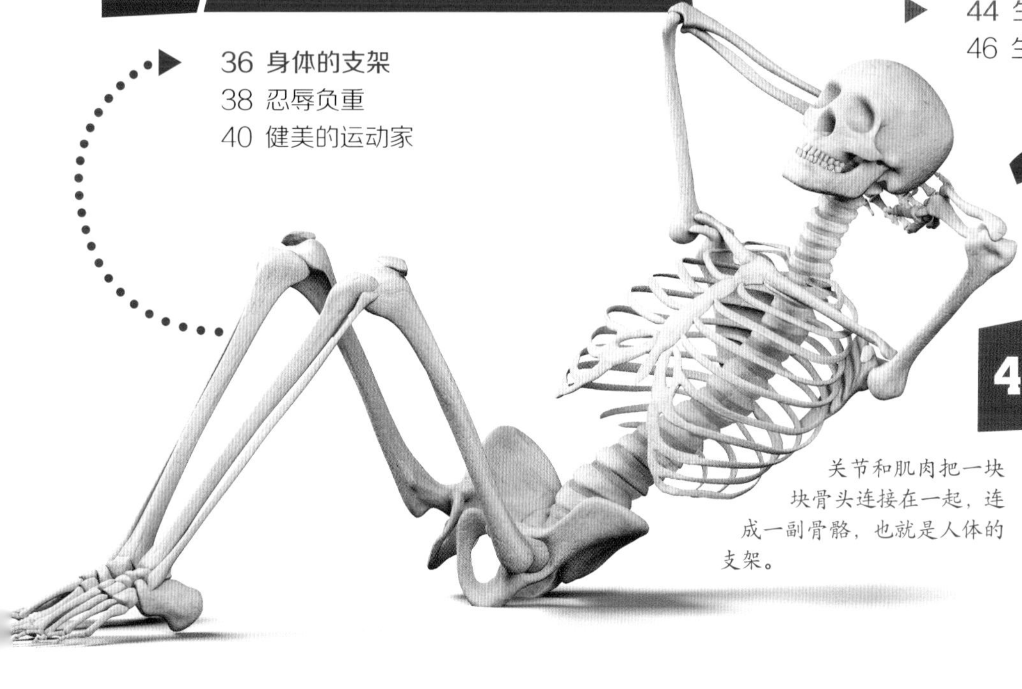

36

关节和肌肉把一块块骨头连接在一起，连成一副骨骼，也就是人体的支架。

48 名词解释

重要名词解释！

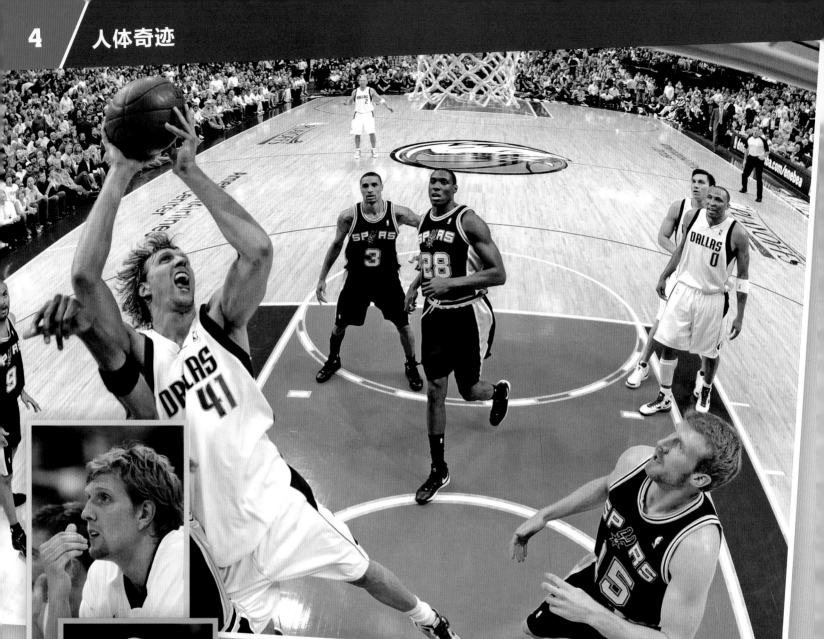

德克·诺维茨基专注地等待下一次上场。他的身体在长年规律的训练下，处于极佳的备战状态。他已经习惯了利用短暂的时间充分休息，恢复体力。

完美的团队工作

　　篮球名将德克·诺维茨基从地面上弹了起来，在空中斜着身子，把球投入篮筐。这个时候，他身体的所有部位都处于极度紧绷的状态。在不到1秒钟之前，诺维茨基的大脑对身体的所有部位发出了全面警戒动员令：心脏把更多的血液打进动脉，所有的肌肉和肌腱蓄势待发，只等一收到信号，就把整个身体弹射上去。与此同时，他体内的激素也在一旁敲锣打鼓，为

这一刻的到来造势，就像拉拉队带领着粉丝欢呼一样。诺维茨基肌肉上的汗水闪闪发亮、脸上的表情全神贯注，我们也都感染了这种气氛，身体不知不觉僵硬了起来。人类发明不出比人体更加协调、精准的机器，人体的每个部位都天衣无缝地与其他部位完美配合。不只是诺维茨基决定上篮的那一刻，我们每个人终其一生，每时每刻都处于这种状态。

诺维茨基：2.13 米

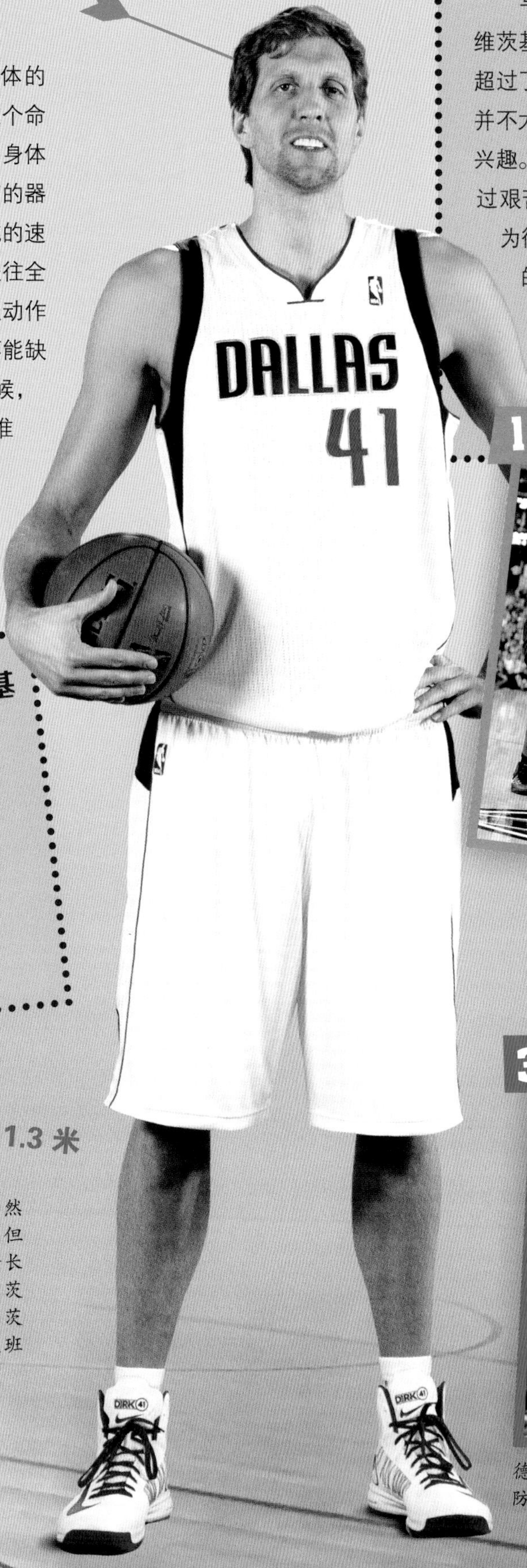

吃力的工作

在不到 1 秒钟的时间内，运动员身体的所有部位接到大脑发出来的命令：跳。这个命令在极短的时间内，经由神经线路传递到身体的每一个角落。激素继续分泌，促使所有的器官和肌肉做好准备，进入备战状态。心跳的速度加快，血液的流动加速，更多氧气被送往全身的肌肉。身体所有肌肉都在为这个跳跃动作做准备——每一块肌肉在这次行动中都不能缺席。当德克·诺维茨基由空中着陆的时候，所有的骨头、关节、肌腱和韧带，均已准备好缓冲整个身体的重量。

职业运动员之路

早在小学三年级的时候，德克·诺维茨基的身高就比同学高，而且很快便超过了大部分老师。学校里的功课对他并不太有吸引力，他倒是对运动比较有兴趣。起初他打网球，然后是篮球。经过艰苦的训练，诺维茨基在 20 岁就成为德国很成功的篮球选手。诺维茨基的球技高超，引起了美国职业篮球队的注意，1998 年受聘到美国去打球。从那时开始，他就在 NBA 的达拉斯小牛队打球。

德克·诺维茨基
职业篮球运动员

出生
1978 年 6 月 19 日
德国维尔茨堡

身高
2.13 米

球衣号码
41 号

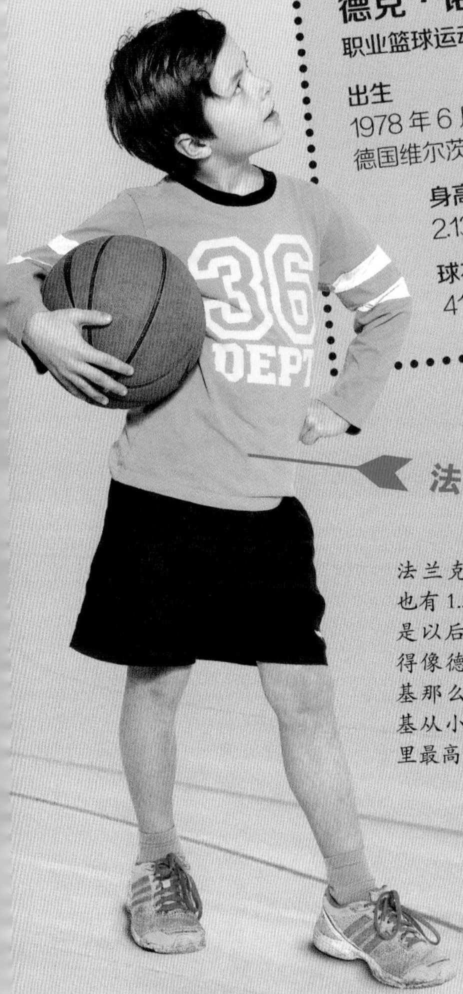

法兰克：1.3 米

法兰克 8 岁，虽然也有 1.3 米高了，但是以后不见得会长得像德克·诺维茨基那么高。诺维茨基从小到大都是班里最高的学生。

1

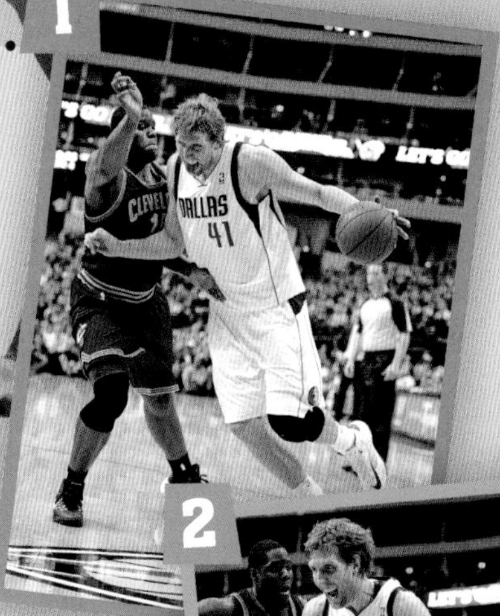

2

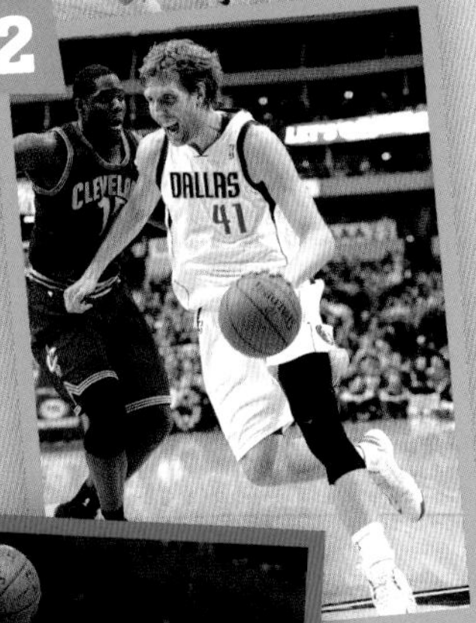

3

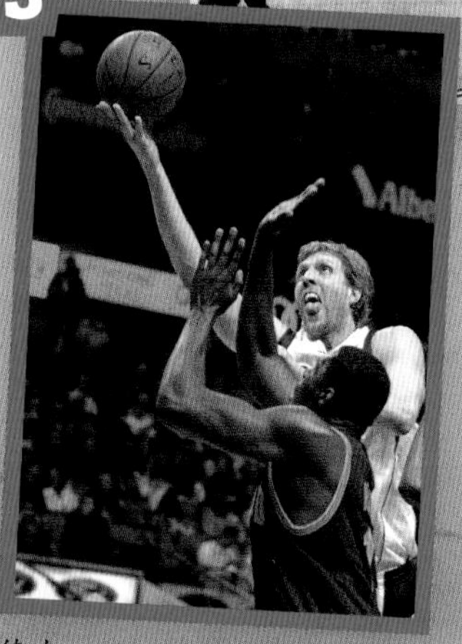

德克·诺维茨基在对手严密的防守下，带球上篮。

生命的奇迹

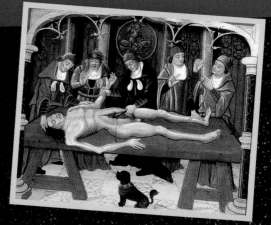

人体试验：古时候的人就开始研究死去的躯体，这启发了人类对身体构造以及各部位机能的理解。

如果你可以变成一个小不点，进入人的身体里一游，你将会发现那真是个令人惊叹的世界，不愧是大自然经过好几百万年才进化出来的身躯。在漫长的时间里，从几个单细胞开始，经过一次又一次的变化，逐渐演变成动物，最后才有了人类。但是跟整个宇宙的历史比起来，人类的演化只占了微不足道的短暂时间。我们现在所居住的行星大约诞生于 46 亿年前，而直到 20 亿年前，地球上才出现了最早的细胞。大自然并不着急，它用那么长的时间，让生命慢慢孕育、演化，然后再用好几百万年的时间，让生命自行设计出更完美的蓝图。直到 20 万年前的某一天，才诞生了我们的直系祖先——智人。当时他们已经长得很像现代的人类。

奇妙的动物：人类

大约 5000 年前，在古埃及和古老的东方，就有一些医生术士展开对人类身体的研究。根据流传下来的记载，我们可以得知，当时的人类认识哪些疾病、尝试过用哪些方法来治病，以及对于人类的身体有哪些理解。古代的医生怎么治病呢？他们只有一种方法，那就是针对不同症状尝试各种药方，然后再观察药方是否有效，这些药方多半是药草。那时的人还不懂得观察人体，也不懂得身体各部位的功能。他们只能等人死了之后，把躯体解剖开来，研究人体到底是如何构成的，尝试去理解各个部位的功能。

复杂的世界：人体

如今的医生与科学家拥有各式各样的工具，可以用来观察人类的身体，以及人体和疾病的关系。科学技术的发展擦亮了我们的眼睛，把人体内部的奇妙世界，活生生地呈现在我们的眼前，这就好比来到不知名的行星旅行一般。我们的身体虽然近在眼前，却又是那么的遥远、陌生，因为有太多复杂的机制，实在难以理解。我们的身躯是由许多零件所组成的，而且能够巧妙地相互配合，和谐地在一起工作——就连人类本身，都无法制造出这么复杂的机器。

体内的秩序：系统

人体内部的所有机能，都是密切配合着的。身体的每个部位，也都跟其他部位紧密结合在一起。为了更进一步了解身体运作的原理，我

20 万年前，现代人类的祖先智人开始生活在这个地球上。

2.3 亿年前，居住在地球上的是恐龙。

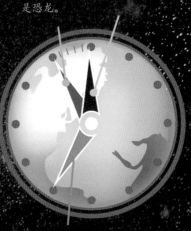

25 亿年前，地球上只有细菌和藻类。那时，大气层里已经含有氧气，造就了有利于生物生存的环境。

地球时钟：从地球的诞生直到今天，人类在整个地球的历史上，可以说是微不足道。

现代人认为，人类历经了大约 500 万年的进化，在身体以及思考能力上都有很大的改变。在演进的过程中，他们逐渐站起来走路，脑部变得愈来愈大。

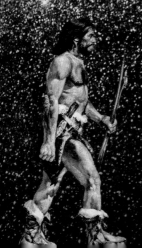

们往往会把身体的所有机能，分类为几个独立的系统，来观察它们的工作原理，例如呼吸系统、消化系统或神经系统。"系统"（system）这个词源自希腊文，原本的意思是"联合在一起的"。除此之外，还有一个我们常用的词语"器官"（organ），同样也是来自希腊文，是"工具"的意思。"器官"既然是一种"工具"，我们就可以想象，它们在身体里一定都会有独特的功能。身体里有许多器官同时在工作，每一个器官都有特殊的任务。有些器官还会相互支持，成为一个系统，例如"胃"和"小肠"这两个器官携手合作，成为"消化系统"的一部分。

希波克拉底誓言

大约在 2400 年前，希腊的科斯岛上住了一位医生，名叫希波克拉底。他挺身呼吁所有的医生，共同遵守对待人类身体的几个共同原则：医生应该随时随地为病人的最佳利益着想、避免任何加重病情的医疗行为、不该对他人透露病患的病情。这些原则被称为"希波克拉底誓言"，在医学界一直传承到现在。

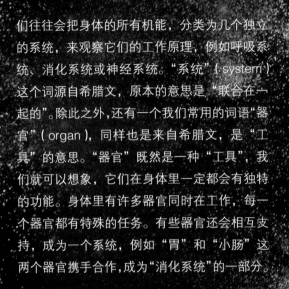

研究人类的身体是一件非常引人入胜的事情。在现代科技的帮助下，研究人员对于人体生理机能以及身体各部位关系的认识，不断地在更新。我们发现，在许多复杂的细节上，身体里的机能竟是如此巧妙，越是深入了解，就越觉得不可思议。

生活在地球上的人类非常渺小，在整个宇宙中，就像一粒微尘。在每个人体当中，也别有洞天，人体像一个令人赞叹的小宇宙。

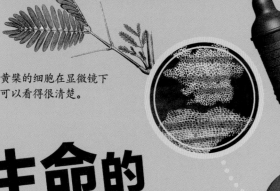

黄檗的细胞在显微镜下可以看得很清楚。

自然科学家罗伯特·虎克第一次看到细胞的时候，就是用的这台显微镜。

显微镜以及照明设备

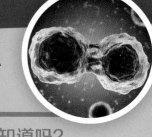

生命的 基本元素

你知道吗？

细胞自己会分裂，"有丝分裂"会让细胞在分裂之后，成为两个一模一样的细胞。例如身体上的伤口可以愈合，正是因为皮肤细胞受伤之后，会迅速分裂、繁殖，在很短的时间内，产生新的皮肤。

所有的植物、动物，包括我们人类，都是由数不清的"零件"组成。最小的零件叫细胞。虽然令人难以置信，可是你的身体在一开始，是由爸爸的精细胞和妈妈的卵细胞结合而成的受精卵持续不断分裂、繁殖而成长起来的。无论你如何长大成人，都是由这两个最原始的细胞开始，然后逐渐成为 100 兆个细胞的集合体——100 兆这么大的数字，意思就是 100 的后面有 12 个 0！

小世界里的工厂

组成一个生命的最小单位是细胞，它们具有各式各样的形状：粗的、细的、长的、球状的或扁平的。有一些细胞会陪伴你一辈子，另外有一些细胞则会不断换新，例如皮肤细胞。要是仔细观察细胞内部，我们会发现，里面有许多小型的工作站，每个工作站都有独特的任务。我们把这些工作站称为"细胞器"，意思就是"细胞内部的器官"。细胞内部就像个大工厂，夜以继日，不停工作。为了达成更困难的任务，有些细胞会团结起来，成群结队一起工作。你的身体、行为、思考，一切其实都是这 100 兆个单独的细胞完美配合的结果，这简直是个奇迹；而且你根本不会注意到它们的存在，也不用为它们操心。

软木塞里的小房间

细胞是你用眼睛看不到的，因为它们比最小的沙粒还要小。好在 400 年前，有人发明了显微镜。显微镜也是一种放大镜，只不过它放大的倍数比放大镜还要高很多，可以让人观察到平时根本看不见的东西。自然科学家罗伯特·虎克在 1665 年发现，这种显微镜可以用来观察细胞。他首先观察的是头发、跳蚤和植物的碎片，后来又把酒瓶上的软木塞切成薄片，放在显微镜底下，结果看到了一些四方形的小格子，"看起来像修道院里一间间的小房间"。他心想，那就把这些小格子叫作"cell"好了，这个英文词语的意思就是"小房间"，我们称之为"细胞"。

能量的来源

细胞工作的时候需要能量，这些能量来自线粒体。线粒体可以说是细胞里小小的发电厂，它会"燃烧"养分来产生能量，这些养分是通过血液输送到细胞里的。为了储存这些能量，线粒体会制造一种特别的物质，这种东西有个很难念的名字，叫作"三磷酸腺苷"，英文缩写是"ATP"。这种东西就像充满了电的电池一样，在细胞为了工作而需要能量的时候，就会把所储存的能量释放出来。

核膜孔

通过这些细微的孔洞，有一些物质可以自由进出细胞核。

溶酶体

溶酶体是细胞内部的消化器官。它可以消化毒素，还可以把物质分解为更小、更方便使用的形式。

高尔基体

由扁平的膜囊和囊泡构成，从内质网输送过来的蛋白质会在这里加工。高尔基体的边缘可以戳破运输小泡，让它们所载运的蛋白质倾倒出来。

粗糙内质网

在这些像迷宫一般的沟渠里，会产生蛋白质。粗糙内质网的表面附有核糖体，它们会帮忙制造蛋白质。

细胞骨架

细胞内部的支架就像骨骼一样，可以让细胞维持固定的形状。

线粒体

细胞内产生能量的地方。一个细胞所需要的能量越多，它内部的线粒体也会越多。

细胞核

细胞核内部包含DNA，里面储存了遗传信息。

中心粒

这些细细的小管子是一种细胞骨架。此外，它们也参与了细胞分裂的过程。

细胞膜

包住整个细胞的一层外膜，只允许某些物质进入细胞内部，或让它们再从细胞内部跑出来。

核 液

细胞核内的液体。

囊 泡

一种椭圆或圆形的泡泡，可以装载及输送细胞内部所产生的物质。

空 泡

顾名思义，它是空的泡泡，又叫作液泡。空泡可以装载或运输各种不同的物质，如水或废料。

细胞质

充满细胞内部的液体。细胞内所有的器官（细胞器）都在细胞质中浮游着。

核 仁

这里会制造核糖体。

平滑内质网

沟渠形状的结构体，具有分解毒素的功能，还可以储存脂肪和钙。

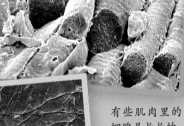

有些肌肉里的细胞是长长的，像一根一根的纤维。这种肌肉细胞又称为肌纤维。

神经细胞会伸出许多细细长长的小手臂，手拉手连接成网络。这种网络被称为神经网络。

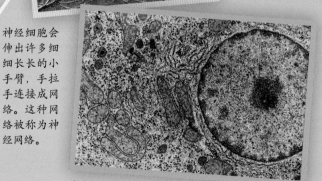

染成粉红色的肝细胞，在显微镜下看起来很接近圆形。

线粒体

线粒体具有层层折叠的内膜，是细胞燃烧脂肪和糖并产生能量的小工厂。

过氧化物酶体

这种胞器会分解并摧毁毒素。

发号施令

如果头部是透明的，我们就可以在额头和后脑勺之间，看到像图片中的大脑。你心里想的、感觉到的，以及所做的事情，全部都是从这里发号施令。大脑是一个复杂无比、非常了不起的部分，有些科学家说，它是我们地球上最复杂、最奇妙的计算机系统。

大脑的模样

如果你用肉眼观察解剖出来的大脑，它看起来是相当不起眼的，有点像是一个花椰菜，摸起来像白煮蛋，有点弹性。在它的上方有一条沟，把脑部分隔为左右两半，称为左脑和右脑。有个像是桥梁的东西，把左右两个半脑连接起来。如果从下方观看，会看到一颗"肉球"，这就是小脑，它的表面比大脑平坦一点。

小归小，但不能没有它！

小脑虽然很小，但对生命有很重大的影响。举例来说，如果没有小脑，你可能根本没有办法骑自行车，因为小脑的功能之一就是帮你保持平衡。小脑永远都是自动自发地执行任务，它很低调，一点儿也不声张。在黑暗中，它会帮助你笔直地向前走，或是用叉子把食物送到嘴里的时候，确保你不会刺伤自己。我们是怎么知道这些事情的呢？因为当小脑受到损伤的时候，病人很难直直地走向目标，说话也有困难。我们对于大脑的了解，常常是来自它生病时所产生的问题。

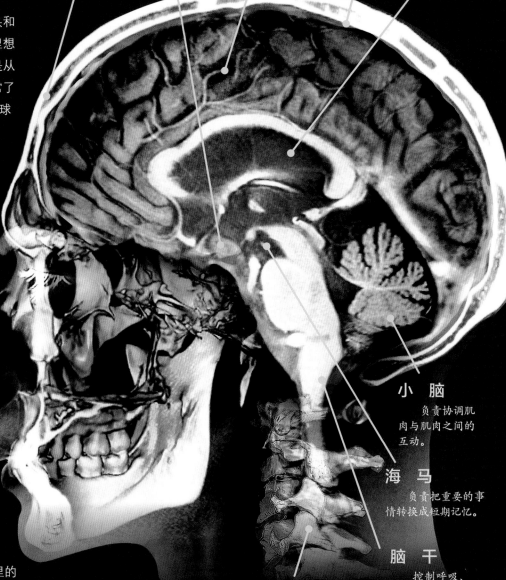

垂体
它的功能包括控制激素的分泌。

头盖骨
坚硬的头盖骨可以保护脆弱的脑部。

大脑
大脑分为左右两半，内部层层堆叠，拥挤地塞在一起。如果把它摊平的话，表面积其实是很大的。

硬脑膜
硬脑膜是包覆整个脑部最外层的保护膜，包覆着脑部的外膜一共有3层。

丘脑
负担多重任务的中央控制中心，长得像卵圆形，左右两边各一个。

小脑
负责协调肌肉与肌肉之间的互动。

海马
负责把重要的事情转换成短期记忆。

脑干
控制呼吸、循环及睡眠。

脊髓
就像一条信息高速公路，它负责脑部与身体各部位间信息的传送。

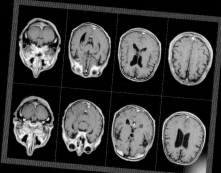

利用磁共振成像（MRI）的断层摄影技术，可以把整个脑部"切"成一片一片的"断层"，每一片断层都是一张照片。医生可以利用这些断层照片来从事大脑的研究工作，或是诊断脑部的疾病。

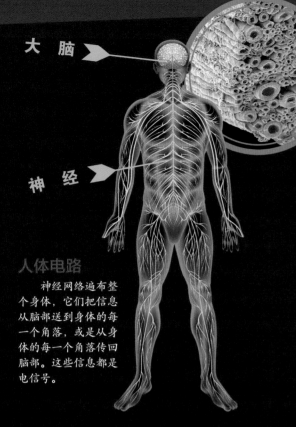

大脑 ➤

神经 ➤

神经束

神经束是由一根根单独的神经纤维捆在一起构成的。在左图里，每一根神经纤维的内部以蓝色表示，外皮则是黄色，就像一条很粗的电缆，里面包了很多细芯线一样。

人体电路

神经网络遍布整个身体，它们把信息从脑部送到身体的每一个角落，或是从身体的每一个角落传回脑部。这些信息都是电信号。

大脑的任务分工

大脑里的各个区域分别掌管专门的任务。

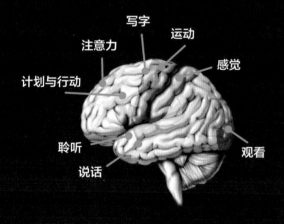

写字
注意力
运动
计划与行动
感觉
聆听
说话
观看

大脑的左右两半

大脑是由左脑和右脑两个半脑构成的。两个半脑之间有一座"桥梁"，让它们得以互相联系。

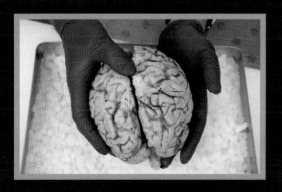

全年无休的工作

大脑位于小脑上方，具有许多皱褶的皮质。在人类几百万年的演化过程中，这个部分变得越来越大。大脑永远与我们同在，无论是在学习英文单词的时候、手指头被割伤觉得痛的时候，还是感觉疲倦的时候。大脑和小脑都是一天 24 小时不休息地在为我们工作，甚至于在晚上睡觉的时候，这两个脑也都是醒着的。它们控制体内所有的机能，例如，睡着时，它们会让我们继续呼吸，或是继续消化肚子里的晚餐。

看不见的思考

如果你的大脑上面有一扇透明的玻璃窗，那么你只会看到一片灰色的东西。它不会动，也看不出有任何的变化，就算你努力去想很多事情，也看不到什么动静。那么我们所想的事情到底是藏在哪里呢？大脑又是怎么指挥嘴巴去吃东西或讲话的呢？当别人戏弄你的时候，为什么会有生气的感觉？大脑又是如何处理学习过程的呢？

奥秘的追寻

所有的这些事情，都是好几十亿的神经细胞联手达成的。至于它们是怎么办到的？这个问题，全世界的科学家都还在想办法回答。在过去的几十年间，他们已经为我们揭开了关于大脑的许多奥秘，而且每天都还持续有让人吃惊的新发现。他们之所以可以研究出这些新的知识，现代化的脑部造影技术实在功不可没。

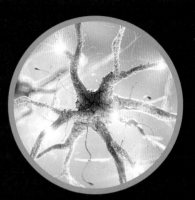

神经细胞彼此是用化学物质或电信号"交谈"的。

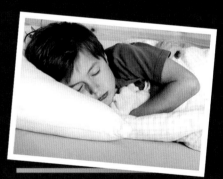

➤ 你知道吗？

睡得聪明一点！明天学校要考试吗？那么你应该在上床睡觉之前，很快把资料再看一次。这样的话，当你在睡觉的时候，大脑就有充分的时间，把你想要记住的知识，长久储存起来。你的大脑储存数据的情形，就像你把档案上传到云端，先暂时存放在计算机里的一个暂存区。

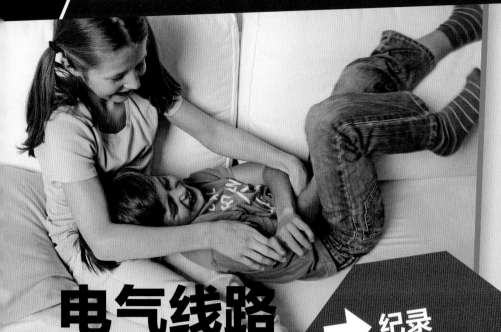

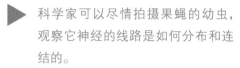

果蝇幼虫的身体几乎是透明的，科学家可以轻易看穿它身体的每一个部位。

电气线路

你怕痒吗？法兰克怕痒。玛丽娜对他挠痒痒的时候，他就把身体缩成一团，咯咯地笑。他觉得这既好玩又可怕，"不要、不要"，他上气不接下气，边笑边叫。法兰克非常怕痒——但是如果自己挠自己就不会怕，原因就在脑袋里。如果你出其不意去碰他的身体，他的大脑会发出警告的信号，让身体缩成一团。遇到恶意的攻击或是有毒的昆虫，也会有同样的反应。不过，换作是法兰克挠自己痒的时候，他的大脑却很清楚：这一点儿都不危险。而大脑到底是如何得到挠痒袭击的信息呢？

天线和电缆

脑袋里最重要的主人是"神经细胞"，又叫作"神经元"。这些细胞具有非常特别的能力，可以接收信息，然后再把信息传给其他的神经细胞。神经细胞是大脑和身体之间最好的邮差。每个神经细胞里都有一个细胞核，还会长出许多像树枝那样的触须，我们把这些突出物称为"树突"。此外，神经细胞还会伸出一根比较长的手臂，这种突出物称为"轴突"。树突可以说是神经细胞的眼睛、耳朵、鼻子和嘴巴，就像天线那样，无时无刻不在收集外界的信息，它们就是神经细胞的感觉器官。轴突则是把收集到的信

知识加油站

► 科学家可以尽情拍摄果蝇的幼虫，观察它神经的线路是如何分布和连结的。

► 科学家可以从乌贼身上了解到，神经如何利用轴突把信息传递出去。相较于人类，它们的轴突很大，有1毫米粗。

乌贼触须里的神经可以自主工作，不需要依赖大脑发号施令，因此这种头足类动物的反应更快，可以立刻采取行动。

纪录
1000 亿

大脑里的神经细胞有这么多，比银河系里的星星还要多。

神经网络

为了传递信息，神经细胞彼此连接在一起，交织成我们难以想象的密集网络。

突 触

突触就是神经细胞之间的交接处，不过它们之间并没有真正接触到，而是有微小的空隙。在空隙之间，会有来来往往的化学物质。突触之间就是通过这些化学物质来交换信息的。

号传送到邻近的神经细胞，例如肌纤维。轴突类似一条资料的传输线路，一下子就可以把信息传送到很遥远的地方，就像电子邮件或电话那样。你身体里面最长的轴突有1米长。神经细胞和神经细胞之间的接触点，叫作"突触"，英文是"synapse"，它来自希腊文，是"连接"的意思。

神经细胞如何"交谈"

神经元所说的"语言"有两种，一种是电信号的语言，另一种是化学的语言。电信号会由神经细胞膜经由轴突传到突触。当电信号到达突触的时候，突触就会释放出化学物质，把这个信息继续传递下去。这种化学物质被称为神经传导物质。举例来说，当你举起手臂的时候，首先是由大脑的神经元发出"举手"的信号。这个神经元和手臂的肌肉之间，有一条神经线路。这个信号会以电的形式，经由轴突传达到它跟肌肉细胞接触的地方，这个地方就是突触。其实突触和肌肉细胞并没有真正的接触，它们之间有一个空隙，所

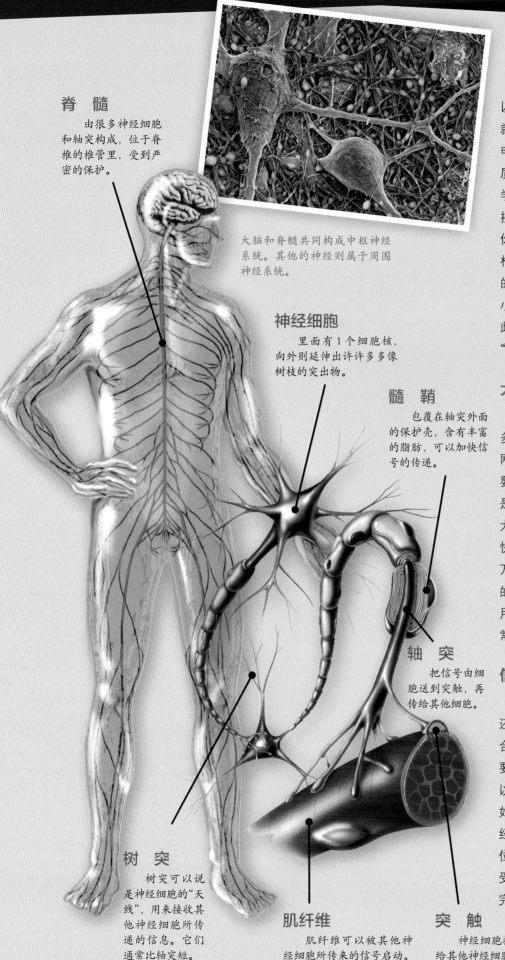

神经细胞之间的连结有粗有细，经常使用到的会比较粗。

脊髓

由很多神经细胞和轴突构成，位于脊椎的椎管里，受到严密的保护。

大脑和脊髓共同构成中枢神经系统。其他的神经则属于周围神经系统。

神经细胞

里面有 1 个细胞核，向外则延伸出许许多多像树枝的突出物。

髓鞘

包覆在轴突外面的保护壳，含有丰富的脂肪，可以加快信号的传递。

轴突

把信号由细胞送到突触，再传给其他细胞。

树突

树突可以说是神经细胞的"天线"，用来接收其他神经细胞所传递的信息。它们通常比轴突短。

肌纤维

肌纤维可以被其他神经细胞所传来的信号启动。

突触

神经细胞把信号传递给其他神经细胞的地方。

以电信号传到这个地方就停住了。这个时候，就改用化学方式继续传递这个信息：突触受到电信号的刺激，会在这个空隙中释放出化学物质，抵达另一个肌肉细胞。肌肉细胞接收到化学物质的时候，就会得到"举手"这个命令，接着就收缩起来。当许多肌肉细胞收缩的时候，你的手臂就会举起来。神经细胞还会做很多你根本察觉不到的事情，例如小肠里含有很密集的神经网络，它们会默默执行消化食物的工作。小肠里的神经细胞甚至比脊髓里的还要多，因此有些科学家把肚子里这么多的神经细胞称为"腹脑"，他们觉得"腹脑"甚至还会"思考"。

大脑里的网络

神经元可以做的事情比我们想象的还要多。它们自己会互相连接成网络，你学得越多，网络就连接得越密集，范围也越大。刚出生的婴儿，虽然也有跟大人一样多的神经细胞，但是它们之间没有什么连结。出生后的第 1 年，大脑的发展非常快速，长大之后就不可能这么快了。每个单一的神经细胞最多可以建立起 1 万个连结。在你的一生当中，脑袋里这个巨大的数据储存库会持续增长，但是其中那些很少用到的连接点则会自动松脱。因此，你必须经常训练你的头脑。

信息高速公路

脊椎不只是为了让我们挺直地站立，里面还充满了数不尽的神经细胞。这些神经细胞集合在一起，形成一条很粗的神经束。这是为了要把大脑以及身体各部位的神经细胞连接起来，以便传递信息，就像是一条信息的高速公路。如果有一天不幸发生意外受伤，而且把这条神经束切断了，大脑就没有办法再对身体其他部位下达命令。如果脊椎受到伤害的话，那么在受伤部位以下的四肢就可能会瘫痪，意思就是完全没有感觉，也动弹不得。

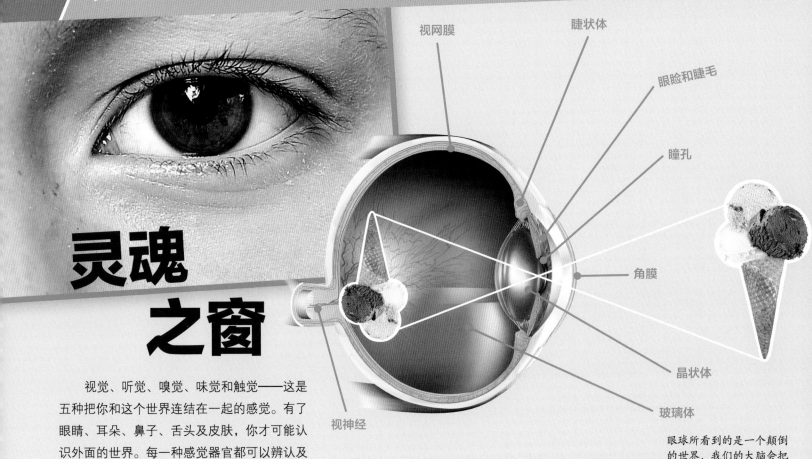

视网膜　睫状体　眼睑和睫毛　瞳孔　角膜　晶状体　玻璃体　视神经

眼球所看到的是一个颠倒的世界，我们的大脑会把这个颠倒的世界调整为端正的视觉印象。

灵魂之窗

视觉、听觉、嗅觉、味觉和触觉——这是五种把你和这个世界连结在一起的感觉。有了眼睛、耳朵、鼻子、舌头及皮肤，你才可能认识外面的世界。每一种感觉器官都可以辨认及处理来自周围环境的刺激：眼睛对光线的刺激起反应，耳朵是针对声波，舌头用来品尝各种不同味道的食物，鼻子则感应飘浮在空气中的物质，皮肤可以察觉冷和热、痛和压力。这些感觉器官会把察觉到的信息，通过感觉细胞及神经线路，传送到大脑。随后，身体的控制中心会把各部位所传过来的信息汇总起来，成为总体的印象及经验。

知识加油站

▶ 瞳孔就像照相机的光圈，可以随着光的强弱放大或缩小。在光线很微弱时，瞳孔会放大，以便让更多的光进来。反之则会缩小。

我们是如何看见的？

你可以看得见，是因为有光。光通过瞳孔、晶状体和玻璃体——也就是眼球，然后到达后面的视网膜。这里有两种感觉细胞，一种是杆状的细胞，另一种是锥体细胞。杆状的细胞可以感受光线的强弱，也就是亮与暗，画面是黑白的；锥体细胞则可以辨认颜色。感觉细胞会把光线转变为电气的脉冲，这些微弱的电流脉动会经由视神经传送到大脑。

倒过来的世界

外在的世界经过眼睛里的晶状体，投射在眼球后面的视网膜，成为影像。但是这个影像上下左右都是颠倒的，就像针孔摄影机那样，所以两只眼睛通过视神经传送到大脑的"照片"也是颠倒的。大脑会把这两张颠倒的照片综合起来，校正成为正确的影像。由于两只眼睛有一点距离，位置不太一样，所以传送到大脑的影像有些微的差异，这种差异就让你的大脑产

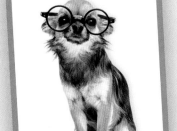

近视和远视

有些人的视觉会产生缺陷。当眼球的形状不对，使得晶状体到视网膜的距离太短或太长的时候，所看到的影像就会比较模糊，我们把这种现象叫作近视或远视。近视的人只能看清楚比较近的东西，远视的话，则是看距离较远的东西比较清楚。我们的眼球经常忙着对焦，也就是调整自己的形状，来改变晶状体到视网膜的距离，所以很容易疲倦。要是超出了它所能调节的范围，那就必须戴上一副眼镜，这样视网膜上的画面才能够恢复清晰！

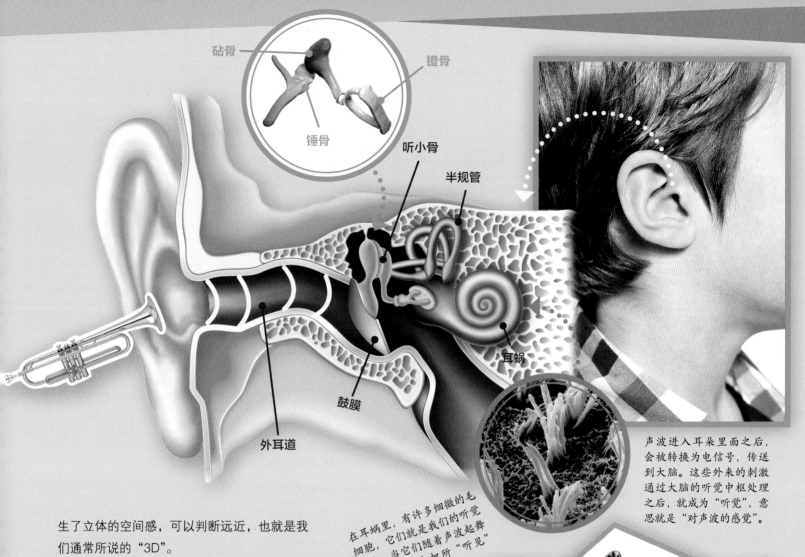

砧骨

镫骨

锤骨

听小骨

半规管

耳蜗

鼓膜

外耳道

生了立体的空间感，可以判断远近，也就是我们通常所说的"3D"。

我们是怎么听见的？

我们所听的任何声音其实都是声波，也就是空气分子的振动。这种振动是我们用眼睛看不见的，但有时候摸得到，例如你可以去摸摸音响的喇叭，感觉一下音箱的振动。我们的耳郭会把外面的声波集中起来，送到耳道里面去。这些声波会推动位于中耳的鼓膜，连带也会推动连接在鼓膜后面的 3 根小骨头。这些听小骨分别叫作锤骨、砧骨、镫骨，它们是联动的。最里面的是镫骨，它会把声波的振动传到一根螺旋状、长得像蜗牛一样的管子里，这根管子叫作耳蜗。耳蜗里充满了液体，这些液体也会随着声波而振动。当液体振动的时候，就会带动耳蜗内壁上面许许多多细微的毛细胞。这些毛细胞舞动起来的时候，会产生电信号。这些电信号便经由听觉神经传送到大脑。

在耳蜗里，有许多细微的毛细胞，它们就是我们的听觉细胞。当它们随着声波起舞的时候，就会把所"听见"的波动传送到大脑。

声波进入耳朵里面之后，会被转换为电信号，传送到大脑。这些外来的刺激通过大脑的听觉中枢处理之后，就成为"听觉"，意思就是"对声波的感觉"。

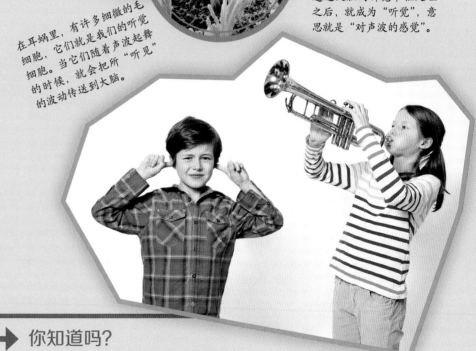

➡ 你知道吗？

内耳的功能是帮助你维持平衡。内耳中有 3 个充满液体的半规管，彼此之间互相垂直。只要你一动，这 3 根管子就知道动向。半规管里的感觉细胞会马上察觉到里面的液体在流动，立刻通知大脑，让你随时保持平衡。

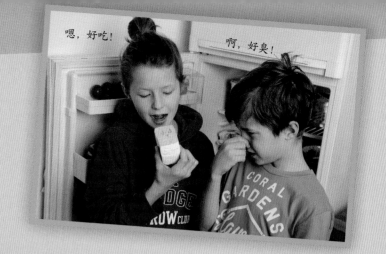

嗯，好吃！

啊，好臭！

闻不到气味就不好吃

你饿着肚子回到家，在门口就闻到了香味。今天妈妈做了你最喜欢的饭菜，好香啊！你开始流口水，等不及要大吃一顿。嗅觉使得你全身都向往一顿美味的大餐，你的嗅觉细胞会通知大脑这个好消息。当你坐在餐桌前，拿起筷子把食物夹到嘴里的时候，你的舌头和鼻子也加入了这个行列，共同体验这美妙的一刻！

纪录大约 1000 万

每个人的嗅觉感受细胞有约 1000 万个，每两个月就会全部更新一次。

敏锐的嗅觉

鼻子是很敏锐的感觉器官，它可以从你所吸进的空气里侦测出气味。空气中有一些含有气味的分子，在你呼吸的时候，它们会被吸到鼻腔里，到达鼻腔上方潮湿的嗅觉黏膜。那里有许多嗅觉神经细胞和细毛，散布在一个铜板大小的区域里。这些细毛会抓住带有气味的分子，由感觉细胞把气味分子的化学信号转换为电信号，然后传向大脑。

嗅球"计算"味道

鼻子是唯一一个把感觉直接送到大脑的感觉器官，因为嗅觉细胞的轴突通过有许多细孔的筛骨，就直接到达嗅球，而嗅球就已经是大脑的一部分了。接着，它们再把气味传向脑干。这是我们脑部中历史最悠久的一部分，因为对于我们的祖先来说，敏锐的嗅觉是一种攸关生死的重要能力。为什么呢？因为这样才可以及早发现危险。

帮助入睡或提神的气味

如果你很难睡着，可以试试薰衣草。这种植物的淡淡清香有镇定的作用，可以让你安静地入睡。气味会影响我们身体里的许多机能，可以刺激我们的神经系统，让它分泌使人放松或紧张的物质。

嗅球

嗅球

嗅觉神经

筛骨

嗅觉感受细胞

感觉纤毛

鼻腔黏膜

颌

气味分子

知识加油站

▶ 刚生下来的婴儿眼睛还看不清楚，但是他们在黑暗中还是能找到妈妈，那是因为他们可以用鼻子闻到妈妈的气味。

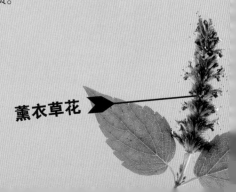

薰衣草花

舌头和味蕾

说话和吃东西的时候都要用到舌头，它可以辨别甜味、咸味、酸味和苦味。舌头上可以感知各种不同味道的地方，叫作味蕾，也就是舌头上一点一点的突出物。就像鼻子里的嗅觉细胞一样，它们也把化学信号转变为电信号，传向大脑。舌头对于具有苦味的食物反应特别敏感，这或许是人类从演化历史中遗留下来的，因为许多有毒植物的味道是苦的。

一种感觉细胞负责一种气味

味觉是少不了嗅觉的。你有没有注意过，当你流鼻涕或鼻塞的时候，吃起东西来就平淡无味？只有当鼻子和嘴巴都正常工作的时候，你才会觉得食物好吃。每一种感觉细胞负责收集一种味道，然后由大脑把这些信息综合起来，成为总体的印象。

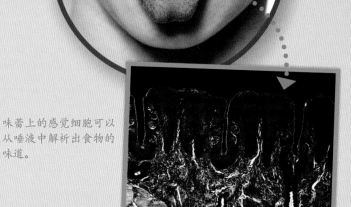

舌尖可以尝到巧克力的甜味，而盐的咸味和酸黄瓜的酸味是在舌头的两边尝到的，吃药时的苦味则是在舌头很后面的地方感觉到的。

味蕾上的感觉细胞可以从唾液中解析出食物的味道。

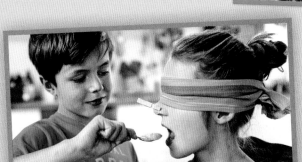

如果像玛丽娜这样，把眼睛蒙起来，也把鼻子夹住，那么就几乎尝不出这是什么东西了。你也试试看吧！

指尖的感觉

触觉可以帮助我们辨认各种物体的形状和质地。它对于舒适感也扮演了很重要的角色，例如，抚摸的动作会让你觉得很舒服。指尖上的感觉细胞特别多，感觉细胞多的话，触觉就会比较灵敏、细致。皮肤上还有一些特别的感觉细胞，负责侦测温度，也就是热和冷的感觉。此外还有痛觉细胞，例如，被缝衣针扎到时，痛觉细胞就会发出一个超级快的信号传向大脑，警示当下的危险。

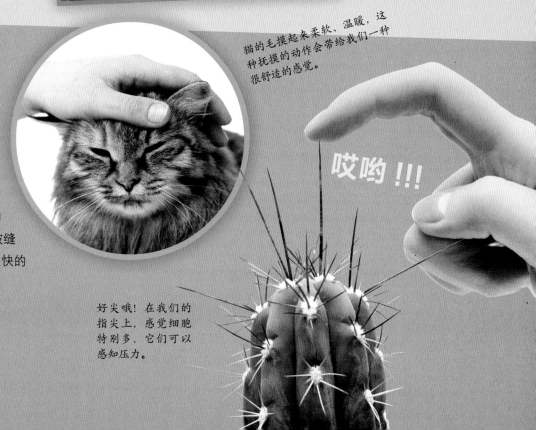

猫的毛摸起来柔软、温暖，这种抚摸的动作会带给我们一种很舒适的感觉。

哎哟！！！

好尖哦！在我们的指尖上，感觉细胞特别多，它们可以感知压力。

独家采访
眼睛
和鼻子

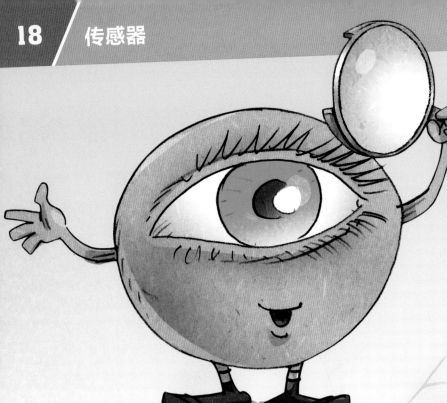

姓名：千里眼
特长：一目了然
爱好：到处"放电"

我们的记者打听了一下关于感觉器官的"八卦消息"。眼睛和鼻子讨论起谁的功能比较强，到底是"看"重要，还是"闻"比较重要？双方自然各有说法。

你可以再解释清楚一点吗？

鼻子:这是演化过程使然！事情是这样的，有些东西闻起来很香，因为那些东西对人比较好，例如苹果闻起来很香，就表示对身体有益。一条放了好几天的死鱼，闻起来很臭，要是你吃了它，可就不妙了！有什么东西烧起来的话，我也会闻到烟臭味，马上就警觉到有危险，必须立刻采取行动。演化的过程告诉我们，只有那些嗅觉正常的，才能够存活下来。

眼睛:让我插个嘴吧！说到演化，我才是演化的奇迹，而不是什么臭味、香味。让我来谈一谈我的强项。我是用"光"的方式来工作的，世界上没有比"光"还快的东西，更不用说它还是七彩的，有红色、橙色、黄色、绿色、蓝色……这些我都看得到。我不只看得到颜色，还看得见很远的地方。

很荣幸能够采访你们。请问你们各自的特长是什么？嗯，就请鼻子先说吧！

鼻子：嗅觉是一种很奇妙的现象。香草冰激凌、草莓蛋糕、巧克力——噢，天哪，现在是不是有人在吃炸鸡呢？……呃，言归正传，还有花的香味……很多很多啊……像是夏天树林里的气味，还有下雨之后泥土的气味。

眼睛：鼻子所能闻到的，不只是香味呢，好像还有一些不好的气味，人们宁愿用看的……例如路边上那种恶心的、暗黄色的东西。

鼻子：我只是尽我的本分，当然包括闻不怎么愉快的气味啊！要不是我的话，你也成不了大事。这是事实！嗅觉，是一件事关生死的重要大事。只要我开口说："咦，这是什么臭味？"就表示要进入红色警戒状态了。

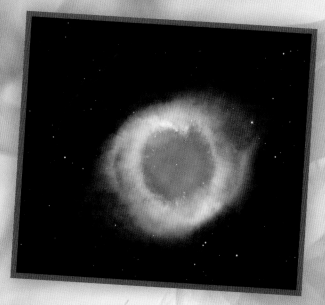

我有个亲戚被称为"上帝的眼睛"，它躲在宇宙的深处冷冷地看着我们。

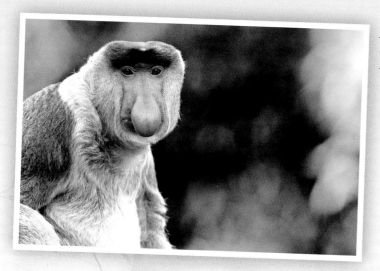

让我来介绍一个很酷的远亲，它叫作长鼻猴。它的特征是有一个让人印象深刻的鼻子。

鼻子：我可以分辨出 1 万种气味。

眼睛：我可以进电影院看电影，而且还可以看 3D 的，因为我们都是成双成对的，左眼和右眼，立体的视觉，史上最强。

那你到底可以看多远？

说起来你不会相信，有 250 万光年那么远。

这听起来超神的。

眼睛：我曾经算了一下，这个距离总共是 236525 兆千米，大概是到仙女座星系那么远。这是在地球上用肉眼，也就是我所能看到天空中最远的物体。所以大家都叫我千里眼！

那我也要请教鼻子，这么远的星系闻起来是什么味道？

鼻子：我才不管什么星系远近呢！对于生存而言，这些根本不重要。但是如果有什么东西腐烂了，就算它躲在角落里，我也闻得到。

眼睛：才不是这样！要是风吹往另外一头，你根本什么都闻不到！

好啦，你们毕竟不是完全独立工作的。你们所闻、所见，都要传送到大脑。

鼻子：对啦，我在大脑里的合作伙伴，是历史最悠久的那一部分。

眼睛：那个部分可以回溯到爬虫类时代。喂，那是鳄鱼的脑！我的数据可是由大脑皮质亲自处理的哟！这个部分在脑子里是最现代化的，是个超级计算机。

是的是的，这些都太有趣了。但是你们都是如何看待其他的感觉器官呢？

眼睛：这个嘛……我们终究还是要分工合作。用很俗气的话来说，就是"团结力量大"。

鼻子：没错！其实老实说，我们都是互相取长补短的。一起合作的话，才会更有效率。

非常感谢你们接受我的采访，也请代我向其他的感觉器官致敬。你们真是个顶尖的团队！

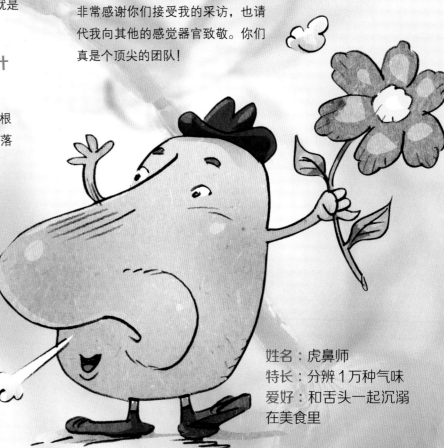

姓名：虎鼻师
特长：分辨 1 万种气味
爱好：和舌头一起沉溺在美食里

吸气！
呼气！

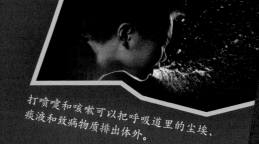

打喷嚏和咳嗽可以把呼吸道里的尘埃、痰液和致病物质排出体外。

新生儿离开妈妈的肚子，吸了第一口外面的空气，就开始过起陆地上的生活。但是他并不需要刻意去想这件事情，空气就会自然而然由他的鼻子经过气管，到达他的两个肺叶。那里有成千上万个长得像小树枝一样的小气管，叫作支气管。在显微镜下看，它们真的很像非常细的树根。在支气管的尽头，会有一些很小的气泡，叫作肺泡。人们所吸进来的氧气，就是经由这些肺泡送到血液里，在全身循环的。

生命的气息

看不见、摸不着，通常也闻不到——你所呼吸的空气无所不在。这是一种混合起来的气体，里面有四分之一是氧气。氧气是人类、动物、植物生命中不可或缺的元素。

呼吸和循环

当我们吸气的时候，空气会进入肺里的小气泡，我们把这些小气泡称为肺泡。氧气由这里进入血液中，血液再把氧气输送给身体每一个地方的细胞。细胞中的线粒体产生能量时必须用到氧气，就像火力发电厂一样，它在燃烧产生能量的时候，也需要氧气。燃烧之后，会产生另外一种气体，就是二氧化碳。你必须借着呼气的时候，把二氧化碳排出体外。当你呼吸的时候，胸腔会动：吸气时胸腔会扩大，这时肺部就会充满空气，像个气球；呼气时胸腔变小，空气会跑出去，就像气球泄气一样。

横膈膜

呼吸的时候，我们的身体需要一些肌肉的帮忙，其中最重要的就是横膈膜。顾名思义，横膈膜是一层膜，横向把身体分隔成胸腔和腹腔。"膜"其实是肌肉，当它收缩的时候，你会吸气，当它放松的时候，就把气呼出去。

有时候横膈膜会突然有点卡，这时候就会打嗝。

人类在水底下不能呼吸。潜水员下水必须背着氧气瓶，嘴里还要衔着氧气管。

呼吸道

呼吸道就是呼吸时空气所经过的地方，可以分为上半部和下半部。呼吸道包含鼻子、口腔、咽喉和气管，包括肺部里的支气管，及细微的肺泡。空气刚吸进来的时候，会被过滤干净，还会被加温。第一个过滤器是我们的鼻子，那里有许多纤毛，可以阻止比较大的脏东西进到肺部。在鼻子的上方有些特别的细胞，它们会分泌和身体温度一样暖和的液体，这些液体会把刚吸进来的空气变得潮湿和温暖一点，然后空气才会进入气管、支气管及肺泡。肺泡对于尘埃和冰冷的空气非常敏感，所以吸气的时候，最好是用鼻子，不要用嘴巴。

什么是支气管炎？

病毒和细菌还是可能由鼻子入侵到肺部。所谓"支气管炎"，是指肺部里面那些细微的气管发炎了，呼吸道里会产生痰液。人生病了会觉得很疲倦，也会想要咳嗽。咳嗽的时候，会把痰液连同让人生病的异物一起排出体外。

鼻子和口腔

空气进入的时候，会在这里过滤干净，同时变得潮湿温暖一点。

气管

这是把空气引入肺部的通道。如果有异物入侵到气管内，会引发咳嗽。

肺叶

肺部分成左右两个部分，每一边叫作一个肺叶。

支气管

肺部有许多很细的支气管，氧气可以由这里进入肺泡。

横膈膜

这是呼吸时最重要的肌肉，位于肺的下方。它把身体分隔为上面的胸腔及下面的腹腔。

你相信吗？

身体里所有肺泡的总面积加起来，有一个足球场那么大。

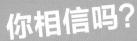

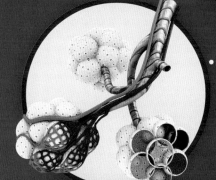

最细的血管会把肺泡里的氧气带走（红色），或是把想要呼出去的二氧化碳带到肺部里来（蓝色）。

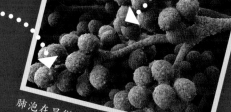

肺泡在显微镜底下看起来有点像葡萄。

有节奏的 "抽水机"

如果可以进入身体里面旅游一趟，该有多好！你可以假装自己是氧气，加入血液循环的过程瞧一瞧。说时迟、那时快，"呼"的一声，你就被鼻子吸进去了。滑过陡峭的斜坡，溜进一个肺泡中，那里有一辆圆形的红色缆车正等着你。你搭上缆车，一下子便舒服地滑进一个大房间里，这里是心脏的内部。突然间，你的车子受到一股很强的推力后冲进一条宽敞的隧道。奇幻之旅就要开始了！现在要穿越整个身体，一直到右边的脚趾头，千万得抓稳一点。旅途中，你会看到许许多多红色的小车子，它们都叫作红细胞。红细胞的任务是运输氧气和二氧化碳。心脏就像一部抽水机，利用遍布全身的血管，把重要的物质带给每一个细胞。

心脏

动脉

静脉

心脏怦怦跳

跑步之后，为什么心跳得那么厉害？这是因为肌肉努力工作的时候，需要消耗比平常更多的氧气，所以就必须呼吸得快一点，心脏也要跳得快一点，才能够把更多氧气通过血液输送给肌肉。

➡ 你知道吗？

快乐的时候会"心动"、思念的时候会"心痛"、悲伤的时候会"心碎"，是真的吗？科学家发现，我们的感受很容易影响心脏，它甚至于会有强烈的情绪反应。

身体的血液循环

我们的身体里大概有 5 升的血液不断循环着，男生稍微多一点，因为他们大部分都比女生长得高大。这些血液是在心脏的驱动之下流动起来的。心脏是由一堆肌肉构成的，可以说是身体的发动机。它会把含有氧气的血液打入主动脉，也就是主要的大血管。这条大血管分支成许多更细小的血管，分布在身体里的各部位，所以氧气也就可以输送到每一个地方，包括脑部，那里也需要供应氧气。含有丰富氧气的血液，看起来是鲜红色的，如果里面的氧气被用掉了，看起来就是暗红色的。因此，身体的血液循环图常常用两种颜色来表示，红色的叫作动脉，是含有丰富氧气的血管。蓝色的叫作静脉，里面流的血液是缺乏氧气的，所以必须回流到心脏，再由心脏打到肺部补充氧气。因此在肺部里，动脉和静脉的颜色就反过来了。

心脏的隔间

人类的心脏大约像一个拳头那么大，里面分隔为 4 个空间，分别称为左心房、右心房、左心室和右心室。右心房里是用过的血液，它们会流进右心室，然后被打到肺部里面，去补充氧气。血液在肺部充满氧气之后，首先要回到左心房，然后进入左心室，接着由这里被打到身体各部位。心脏里的每一个空间，都是只要血液一充满，就会自动收缩起来，把血液挤压出去，所以你会感觉到心脏在跳动。心脏里面的瓣膜，可以确保血液只往一个方向流动，不能倒着流。

自己量脉搏

　　看着手表的秒针，把另一只手的食指、中指和无名指，放在另一个人手腕的内面，如果轻轻压着，就会感觉到脉搏的跳动。脉搏每动一下，就是心脏跳一次。你的心脏每分钟大约跳 85 到 90 次，大人的话，则是每分钟 60 到 100 次。身体做吃力的工作时，心脏会跳得比较快。

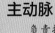

➡纪录 10 万次

心脏每天都会跳动这么多次，使血液带着氧气在身体里循环。当你长大到 20 岁的时候，心脏已经总共跳了 7.3 亿次。

主动脉
负责把充满氧气的血液分送到身体各部位的血管。

肺静脉
充满氧气的血液由肺部经由肺静脉流进左心房。

肺动脉
缺乏氧气的血液从肺动脉流进肺部。

右心房
这里充满了缺乏氧气的血液。

左心房
氧气充足的血液，由肺部流到心脏后，先聚集在这里。

肺瓣膜
肺瓣膜是单向的开关，只允许血液流出到肺部，不让它们倒流回去。

心脏瓣膜
心脏瓣膜是单向的开关，只允许血液由左心房流进左心室，不让它们倒着流。

腱　索
连接心脏瓣膜及部分心肌。

乳头肌
负责打开或关闭心脏瓣膜的肌肉。

左心室
充满氧气的血液在这里经由主动脉被挤压到身体各部位。

右心室
缺乏氧气的血液在这里经由肺动脉被挤压到肺部。

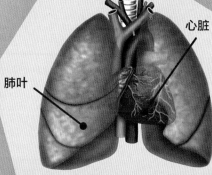

心脏

肺叶

心脏斜斜地躺在胸腔里，被两个肺叶紧紧包围起来。

快递和警察

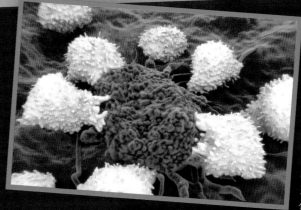

白细胞会在血管里到处巡逻，监看有没有敌人入侵，伺机发动攻击。左图是许多白血球发现了一个毒性很强的细胞，把它包围起来，使得这个细胞无法再作怪。

在皮肤比较薄、有一点点透明的地方，你可以看得出身上的血管。受伤的时候，红色的血液会从伤口流出来，血液里有血浆，是一种混浊的黄色液体。这种液体里有红色和白色的小血球，另外还有血小板。红色的小血球，我们称为红细胞（红血球），就是它们使得血液看起来是红色的。不过，虽然叫作血球，但是它们并不是球形的，而是像玩具飞盘那样扁扁的，中间凹下去。红细胞含有血红素，是一种红色素，很容易跟氧结合在一起，把氧气带着走。

身体里的运输管道

身体里面布满了血管，从很粗的到非常细微的都有。在这些血管里，小朋友大约有3升的血液时时刻刻都在流动着，爸爸妈妈则大约有5升。血液在身体里面流动，是为了输送身体各部位所需要的物质，包括氧气以及养分，这些是细胞工作和生长的必需品。除此之外，血液也要负责运送细胞所产生的废弃物，就像垃圾车一样，把它们载到处理废料的各种器官。

短暂的生命

红细胞的生命大约是4个月，白细胞和血小板则只有8到12天，所以身体必须经常补充新的血球。红细胞远比白细胞来得多，因为它们必须24小时不停地运送氧气和二氧化碳。

新的血细胞从哪里来？

你有没有仔细观察过牛的骨头呢？在菜市场或超市可以买到。骨头的中间有一个洞，里面是一种红白色、软软的物质，这叫作骨髓，人类体内的许多地方也有像这样的骨髓。骨髓会不断产生新的细胞，这些细胞后来就会变成血细胞。

随身保镖

白细胞长得比红细胞还要大，它们是身体里的警察。要是有不应该进来的东西闯进身体里面，白细胞会立刻毫不留情地发动攻击，有些甚至于会把敌人吃掉。它们先是把入侵者团团围住，然后慢慢把敌人消化掉，直到什么都不剩。另外有一些"警察"则是充当间谍，悄悄地在危险的入侵者身上贴上标签，暴露出它们的行踪。之后，其他的同伴就会很快认出来，把入侵者歼灭。

脾脏的秘密

我们通常很少提到脾脏。这个器官的位置在胃的旁边，它总是尽忠职守、默默地为身体服务。脾脏有两个重要的任务，一个是负责把老化的血小板集中销毁。另外，它也会让体内一些恶毒的病菌没有办法再做坏事。

毛细血管

毛细血管是一种比头发还要细10倍的血管。它们有时候细小到连红细胞都很难钻得过去。这种细微的血管在我们的身体里一共有上百亿条，它们连接成一个非常细致的网络，遍布全身。

你相信吗？

把身体里的所有毛细血管接起来的话，可以绕地球两圈。

白细胞

　　白细胞在身体里的作用，就像是随身的保镖。它的任务是，指认出具有敌意的入侵者或病原，并且对它们发动攻击，使它们无法对身体造成伤害。

捐血者	受血者的血型			
	A	B	AB	O
A	●	◉	●	◉
B	◉	●	●	◉
AB	◉	◉	●	◉
O	●	●	●	●

◉ = 无法接受的血型
● = 可以接受的血型

血型

　　奥地利有一个医生名叫卡尔·兰德斯坦纳，他在 1900 年发现，并不是所有人的血液都相同。他把血液的种类区分为 4 组，分别称为：A、B、AB、O，就是所谓的"血型"。有些时候，我们需要使用别人捐的血，这时候血型就非常重要。例如，接受大型的手术或受重伤的时候，我们失去很多的血液，就需要别人捐血给我们，这叫作"输血"。但是输血的时候要注意，捐血者和受血者必须是同一种血型，要是血型错了，血液会结成硬块，病人可能会有生命危险。最常见的血型是 O 型，这种血型可以捐给任何血型的人。血型为 AB 型的人，则可以接受任何血型的人的捐血，先决条件是其他血型的血液必须经过抗体分离的步骤。

血小板

　　当受伤流血的时候，血小板可以确保血不会流个不停。它们会立刻通知纤维蛋白，在伤口拉出一个很细的封锁网。这时，各种血细胞会粘在网上，越积越多，慢慢结成一层硬硬的痂。之后，伤口会在这个痂下面慢慢复原。

红细胞

　　红细胞的形状像是一个厚厚的小飞盘，中间凹了进去，这样它就可以更快地吸收氧气，因为由这里通过细胞壁，很快就到达细胞内部。

哎呀！膝盖受伤了吗？身体具有自行疗伤的功能。血流出来的时候，也会带着微小的异物从伤口流出来，然后血液会在那里凝结成一层硬硬的皮，我们叫作"痂"。在痂的下面，会长出一层新的皮肤。如果伤口面积很大的话，以后可能会留下疤痕。

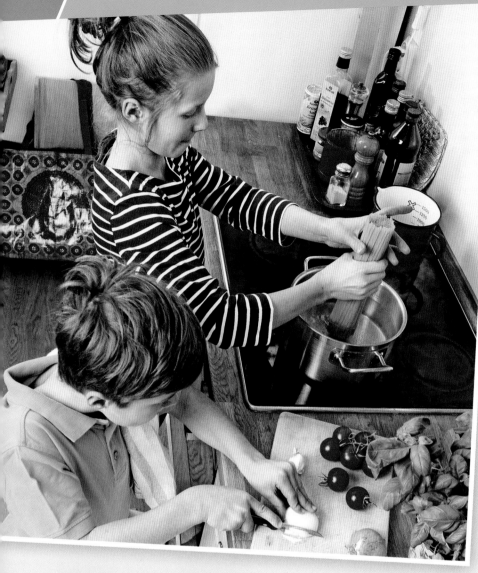

一天 24 小时都在工作。就连睡觉的时候，所有的细胞和器官也不会因此而停下来休息。它们从来不睡觉，终其一生都是这样。电炉要工作的话，就需要电流。身体要工作的话，也必须吃东西。在我们所吃的食物里，含有身体所需要的养分，包括蛋白质、碳水化合物、脂肪、维生素、纤维素和矿物质。为了让体内细胞正常运作，我们就必须吃东西，提供养分给它们。为了避免忘记吃东西，身体在需要食物的时候，就会通知大脑，让人觉得饥饿，也会让肚子"咕噜咕噜"地叫。

食物走的通道

嘴巴里的牙齿会把食物咬碎，唾液腺会分泌出唾液，让食物变成一堆糊状的食糜。这个时候，消化食物的第一步已经开始了。食糜会从食道滑进胃部，接着胃部入口处的肌肉会关起来，防止食糜流出去。在胃里，这些食糜还会再一次被碾得更碎，把它们和胃里的酸液混合在一起。这种酸液可以把细菌杀死，同时会把养分分解出来。胃和小肠之间，有一道小小的"门"，这道门被称为幽门。在胃里处理好的食物，会一批一批地经过幽门，送到十二指肠。十二指肠处理的是脂肪。在小肠里，会把

吃与喝

肚子饿了，想煮点意大利面吃，那就往锅里加水，加一点盐，把锅放在炉子上，然后把炉子打开。无论是电炉还是燃气灶，要把水煮开，总要消耗一点能量。电能是在发电厂产生的，然后用电线一直送到家里的插座。

我们为什么要吃东西?

身体也需要能量，无论是游玩、做功课，还是睡觉的时候。虽然煮好面之后，电炉就可以关掉，但是身体是不能关掉的，它

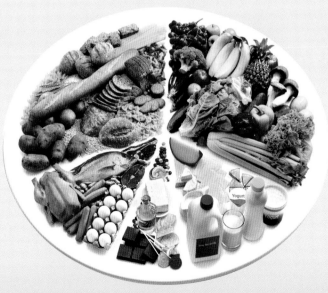

健康饮食

身体需要各种不同的养分，但是没有一样食物里含有所有重要的养分，所以必须吃许多不同的东西，包括充足的蔬菜、水果、鱼、全麦面包、五谷杂粮。至于油腻的食物、奶油和甜食，还是应该节制一点。

养分和废弃物分开来。肠子里的绒毛和肠壁的细长褶皱会吸收养分，而且通过小肠壁把它们往血管输送。送到血管里的养分，再通过血液循环，运送给全身各处的细胞。身体无法消化的东西，也就是纤维素，会被送进大肠。大肠会把食物残渣里多余的水挤出来，透过血管，把这些水送到肾脏，在那里过滤，变成小便，然后排出去。其他的残渣就叫作大便，它们会往肛门的方向移动。一旦累积了足够多的大便，就会想要上厕所。意大利面的残渣，最快在1天之后就可以排出去。

如何消化？

对于消化工作来说，有种很重要的东西叫作"酶"，它能在体内触发、加快或控制一些反应，把养分中最小的碎片，再分解得更小，以便运送给所有的细胞。这种用来消化的酶，会由身体里许多特别的腺体分泌出来，在嘴巴、胃部、小肠，也在胰腺里。身体中所有与处理食物有关的地方，都会就地产生消化酶，来分解处理食物。

身体与水

身体中有三分之二都是水，它们躲在细胞里、细胞与细胞之间，还有血液里。每次流汗或上厕所之后，身体会失去水分，就必须再补充。因此，喝水比吃东西还要来得重要。一般人只要两三天没有喝水，就无法存活。我们不光是喝饮料的时候会得到水分，固态的食物中也含有水分，不过每天仍然应该喝1到2升的水。

唾液腺

唾液腺会产生含有酶的唾液。当我们还在咀嚼食物的时候，第一阶段的消化就已经开始了。

肝脏

胆囊

里面储存了胆汁，这种液体对于脂肪的吸收很重要。

幽门

十二指肠

盲肠

阑尾

阑尾是与盲肠连接、形状像虫虫的器官。我们常听到的"盲肠炎"，其实常常是"阑尾炎"才对。

食道

胃

胰腺

会分泌胰液，可以分解碳水化合物。

肾

大肠

会把食物残渣运送到排泄器官。

小肠

利用肠壁上的绒毛吸收养分。

直肠

这里是大便堆积、储存的地方。

肛门

在小肠的内壁，有许多长得像手指的突出物，我们称为"绒毛"。这些绒毛使得小肠内壁的总面积变得很大，有利于吸收养分。在绒毛和绒毛之间有一些腺细胞，它们会产生含有酶的消化液。

知识加油站

▶ 如果把你的肠子拉直，它大概有你身高的6倍长。

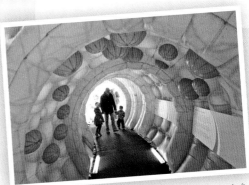

这是个巨大的小肠模型，人可以走进去，沿路参观食物在我们的身体里所走过的路线，可以知道食物如何被我们的小肠消化，然后转换成为对身体有用的养分。

大臼齿

犬齿

门牙

嘴巴张开！

有一盘意大利面在你面前！嗯，好香啊！你拿叉子卷了一团面条，放进嘴里。好吃！当可口的酱料碰到舌头，你感受到阵阵幸福的滋味，霎时口水流了出来。这个时候，你的口腔里有细微的唾液腺正在分泌唾液，这种液体可以帮助牙齿把面条咀嚼得更碎。你一口一口嚼着，直到面条变成烂烂的面糊，就吞了下去。你在嘴巴里面嚼得越细，接下来胃的工作负担就越轻。

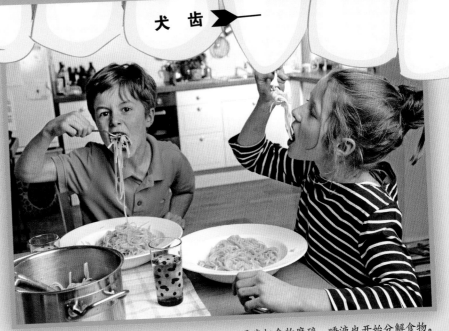

开动啦！面条一进入嘴巴，消化过程就启动了。牙齿把食物磨碎，唾液也开始分解食物。

切断、撕裂、磨碎

拥有一口健康的牙齿是很重要的，这样才容易把食物嚼碎。门牙很宽、很利，可以让你咬下一口面包或是一颗苹果。锐利的犬齿让我们想起人类是从动物演化过来的。犬齿很重要，是因为它让我们可以从骨头边撕下一块肉，并且把它咬住。臼齿就像石臼一样，具有比较大的碾磨面积，可以把食物磨碎。

为什么乳齿会自己掉下来？

身体会越长越大，但可别忘了，嘴巴和口腔也会跟着长大，所以小时候的牙齿比大人的还要小，而且也比较少。起初，20 颗乳齿占据了 32 颗恒齿的位置。所谓"恒齿"，就是"永恒"的牙齿，是指乳齿掉了之后长出来的牙齿，它们其实一开始就已经躲在颌骨里。恒齿会慢慢由里往外推出来，接着乳齿的牙根会渐渐动摇、松脱，然后整颗牙齿就掉下来。接着，恒齿就会钻出来。

➤ 你知道吗？

如果你的牙齿长歪了，那么可能会有一些麻烦，不但刷牙的时候刷不到这些地方，而且常常会变成蛀牙。要不然就是说话的时候会口齿不清，有时候甚至还会影响外观哦！让医生装上牙套，可以矫正牙齿的生长。

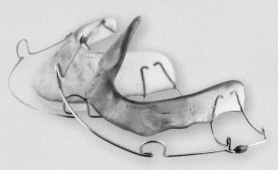

活动式的牙套必须常常佩戴才会有用。有时候，医生会帮你装上固定的牙套，这样的话，你就不会忘记戴牙套了。

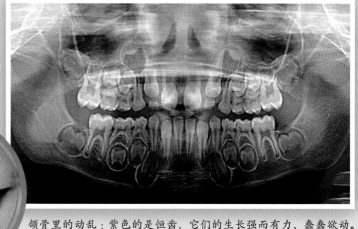

颌骨里的动乱：紫色的是恒齿，它们的生长强而有力、蠢蠢欲动。在图上我们看到有两颗恒齿快要冒出头了。

最坚硬的物质

牙齿的珐琅质（牙釉质）是我们整个身体中最坚硬的物质。不过它在酸性的环境下会很脆弱。

前臼齿

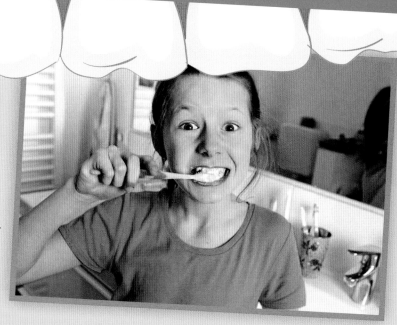

吃过东西之后，要记得刷牙！就算是乳齿，也要好好照顾，这样恒齿才会健康地生长。

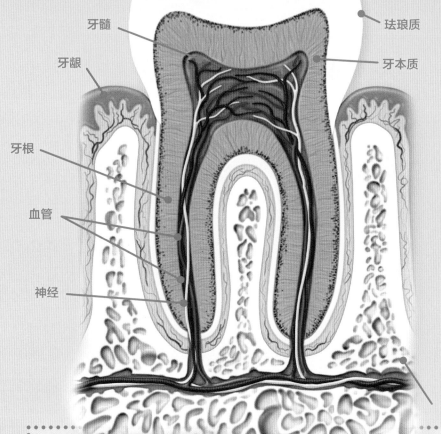

牙髓

牙龈

牙根

血管

神经

珐琅质

牙本质

颌骨

牙齿的敌人

牙齿上面会累积牙垢。牙垢里面有细菌，它们会产生酸性物质。酸会侵蚀牙齿表面的珐琅质，让牙齿生病，导致蛀牙。变成蛀牙后，牙齿会有洞，造成牙痛，这时要请牙医把牙齿清洁干净，并且用人造材料把牙齿的洞填补起来。

长智齿会变聪明吗？

智齿就是最后面的臼齿，要长大成人之后才有可能长出来，又因为我们常说，人成熟了之后会越来越聪明，所以把它叫作智齿。其实这是石器时代的祖先遗传下来的，那个时候的人类需要拥有比现代人更多的牙齿，用来啃食生肉。

牙齿的构造

每一颗牙齿都有两层：外面那一层是珐琅质；里面那层叫作牙本质，也可以说是骨头的一种。牙本质包覆着牙髓、神经，还有血管。虽然神经埋在很深的牙本质里，不过就算只是外层的珐琅质受到损害，例如蛀牙，牙齿还是会痛。牙根和颌骨之间填充着牙龈，它可以阻止细菌或其他异物入侵到牙齿里面。牙根则是深植于颌骨里。

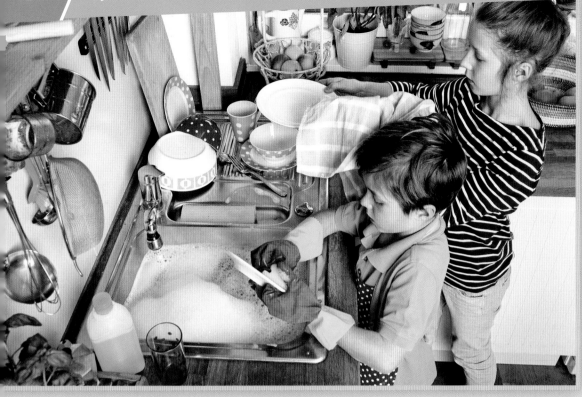

饭后要清洗碗盘、打扫厨房，与此同时，你的体内也一样要做清洁工作。帮助身体做清洁工作的重要器官肝脏和肾脏，都是勤快的好帮手。

清洁工作

为了煮意大利面，我们用了许多碗盘和工具，吃饱了之后，就是清洁厨房的时候了。把塑料袋、洋葱皮、蒜皮分门别类，准备资源回收。将煮面的水倒掉，碗盘洗干净、擦干，然后物归原处。要是能够这么勤快，就可以算是个好帮手。身体里也有很勤快的帮手，它们有的可以为所有的细胞准备食物，另一些则会帮忙把弄脏的东西洗干净，将产生的垃圾丢掉。

多才多艺的肝脏

肝脏是身体里最大的器官，它会把对细胞有害的毒素从血液中筛出来，再把它们排掉。这些毒素有可能是细菌，或是坏掉的血球，也可能是酒精。肝脏的另一个功能是作为养分的储存库。吃饱了以后，体内会累积特别多的养分，细胞一时之间用不了那么多，就先由肝脏把它们储存起来，等到细胞有需要的时候，再经由血管送出去给它们用。除了这些工作之外，肝脏还会产生胆汁，这种液体对于脂肪的消化很重要。胆汁会集中在胆囊，之后十二指肠会用得着。

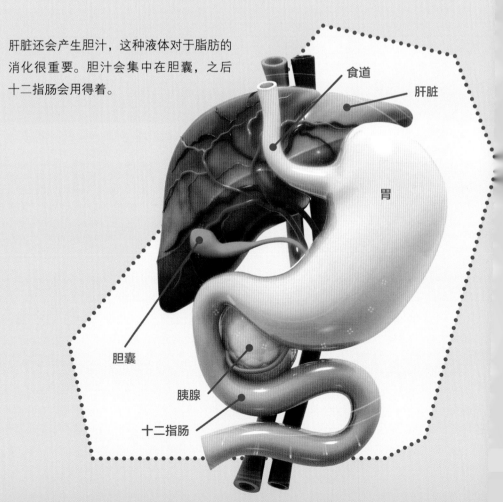

食道

肝脏

胃

胆囊

胰腺

十二指肠

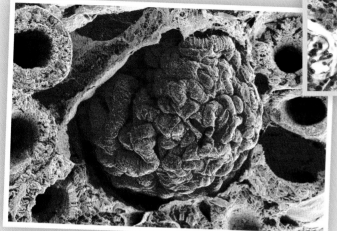

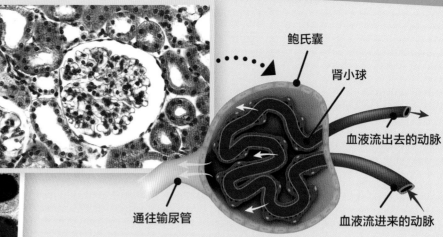

这是肾小体在显微镜下的模样。图的正中间是一个肾小球，它的外面包着一层鲍氏囊。

鲍氏囊

肾小球

血液流出去的动脉

通往输尿管

血液流进来的动脉

肾小球看起来很像一个毛线球，它躲在一个囊袋里面。

肾小体的墙壁像滤网，血液流过的时候，可以过滤掉身体不需要的物质。

两颗"大蚕豆"

上厕所小便的时候所排放出来的液体，叫作尿液。尿液里面含有许多身体所不需要的物质，必须借此排放出去。产生这些黄色尿液的地方，就是肾脏。肾脏的形状长得有点像两颗大蚕豆，位于腰部两边的后方，所以俗称为"腰子"。肾脏可以说是身体里的污水处理厂，会从血液中过滤出有害的物质。

体内的污水处理厂

在肾脏的"污水处理"过程中，执行主要工作的是肾小体。在一个肾脏的皮质上面，有大约140万个肾小体。肾小体的形状像个囊袋，称为鲍氏囊。在囊袋里，有许多非常细微的血管，它们就像毛线球那样缠绕在一起。这个像是毛线球的东西，称为肾小球，我们的血液就是在这里做污水处理的。就像在一个真正的污水处理厂一样，处理过程也会有好几个阶段。在第一阶段，水分会由血液中分离出来。接下来的几个阶段，会过滤出更多身体不需要的物质。剩下来的液体就是尿液，会由肾髓质里面的许多管子收集起来，集中在肾盂，然后再经由输尿管流到膀胱。当膀胱满了，人们就会产生尿意。

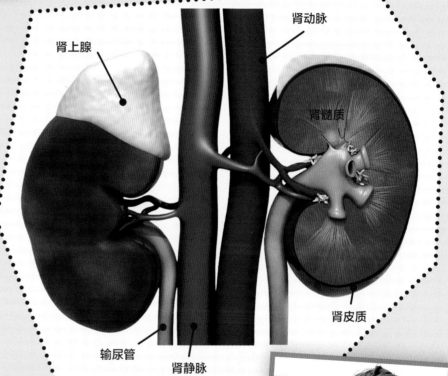

肾动脉

肾上腺

肾髓质

肾皮质

输尿管

肾静脉

知识加油站

▶ 肾脏每分钟过滤1升的血液！你身上的每一滴血，每4分钟就被肾脏清洗一次。我们常听见"洗肾"的说法，其实洗的并不是肾，而是血液。

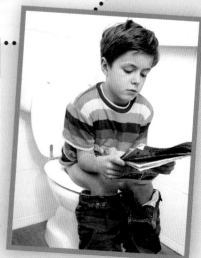

尿液的颜色、味道以及所含的成分，可以为医生提供诊断疾病的参考。

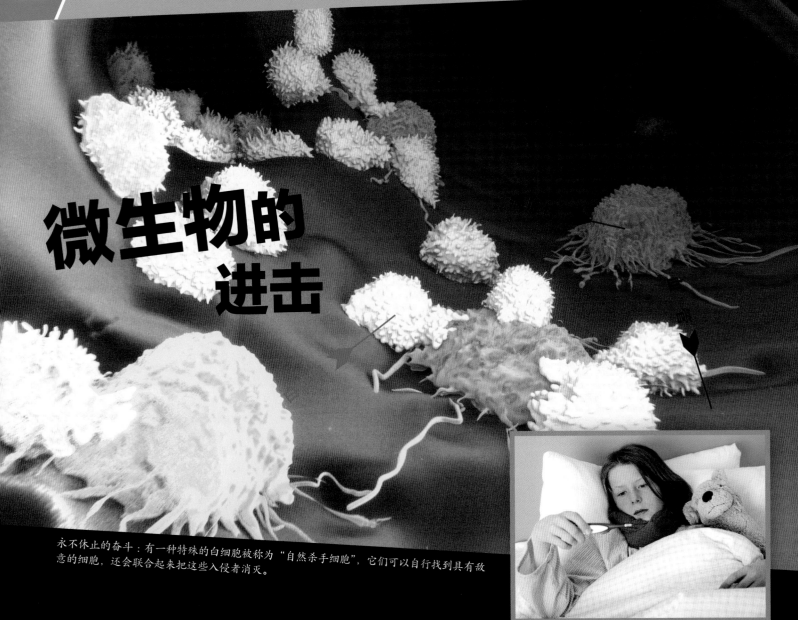

微生物的进击

永不休止的奋斗：有一种特殊的白细胞被称为"自然杀手细胞"，它们可以自行找到具有敌意的细胞，还会联合起来把这些入侵者消灭。

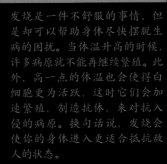

发烧是一件不舒服的事情，但是却可以帮助身体尽快摆脱生病的困扰。当体温升高的时候，许多病原就不能再继续繁殖。此外，高一点的体温也会使得白细胞更为活跃，这时它们会加速繁殖，制造抗体，来对抗入侵的病原。换句话说，发烧会使你的身体进入更适合抵抗敌人的状态。

随着每一次呼吸及与周围环境的接触，身体都会把一些微生物带进体内。它们大部分都是无害的，但有一些却可能具有致病的危险。它们进入身体里面后，会想要继续繁殖。幸好，我们体内拥有"健康警察"，它们就是白细胞。白细胞会攻击大部分有害的病菌，并且消灭它们。但是为什么我们还是会生病呢？要知道，病毒和细菌也是很聪明的，它们会变形变装，让白细胞认不出来。

自我防卫系统

身体拥有一支坚强的保安警备队，可以对抗病原，各种器官和细胞也都会建立起防火墙，这就是免疫系统。"免疫系统"的英文是"immune system"，其中"immune"来自拉丁文，原本是"免除"的意思，所以免疫系统可以理解为"免于生病"的系统。一生下来，身体就具有自己的防卫系统，这包括保护我们的皮肤，以及打喷嚏、咳嗽等机制，这些都是身体用来保护自己的措施。

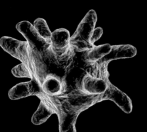

巨噬细胞会变形，然后把敌人吞进去。

真菌

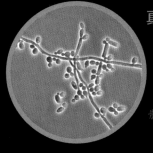

真菌是身体里的常客。它们大部分是无害的，但是有的会引发不舒服的症状。例如俗称"香港脚"的足癣，就是真菌在脚趾之间以丝状的网络繁殖扩散的结果。

细菌

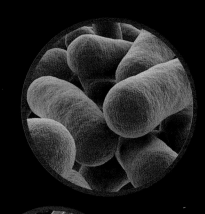

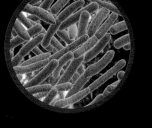

细菌是一种勃发的单细胞生物。它有会跟会微小的真菌，没没不停地把死去的动植物残骸分解掉。它们在我们的身体里也有很重要的任务。细菌看起来可能是球状、杆状或螺旋状。有些细菌会引发严重的疾病。

通过与周围环境的接触，身体会有机会更进一步了解敌人，进而建立起更完善的防卫系统，也就是各式各样的白细胞。它们分别具有不同的任务，例如 T 细胞像个巡逻警察，到处查看有没有陌生的入侵者。B 细胞则负责猎杀敌人：它们会产生适合的抗体，用来粘在入侵者的身上。接着，巨噬细胞就会认出入侵者，并且采取行动，把它们吃掉。"噬"就是"吃"的意思，"巨噬细胞"顾名思义就是"体形巨大的噬毒细胞"。

身体会记住病原

生过一场病之后，身体会把病原的信息储存在记忆细胞里，如果这种病原再度来犯，便可以迅速出兵，把敌人歼灭。我们接种疫苗，就是利用身体的这种能力：医生会把身体还不认识的病原注射到体内，但是不用担心，这些病原的量很少，而且不是死掉的，就是减毒的，只是要让我们的免疫系统提早认识它们，预先制造出对付这种病原的抗体。要是有一天，这种病原真的大驾光临，马上会被认出来，就好像你曾经生过这种病一样，身体会立刻派出有效的抗体，把坏蛋包围起来，或是轻而易举地把它们吃掉。

纪录
350 亿
有这么多的白细胞在积极地保护你的身体。

病毒

病毒是一种无法自己繁殖的病原。为了繁殖，它们必须寄生在所谓的宿主细胞里。病毒先是牢牢地勾住细胞，然后入侵到细胞里。在细胞里面，病毒把自己的外壳脱掉，释放出 DNA 或 RNA，改写这个细胞的程序来复制病毒，接着再去感染更多的细胞。

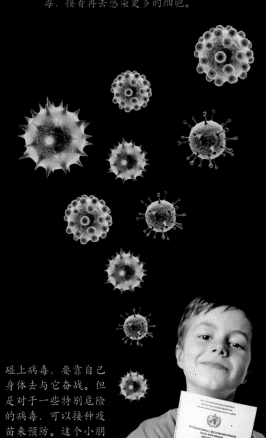

➜ 你知道吗？

免疫系统有时也会生病。特别是当它对于体外的异物太过敏感的时候，例如花粉或动物的毛。免疫系统反应过度时，就会产生抗体，来对抗这些东西，这种情况我们就称为"过敏"。

是谁发明了疫苗？

从前有很多儿童会因为罹患麻疹、小儿麻痹或白喉这些病症，而失去生命。那些大难不死的孩子，也都受到了伴随一生的永久伤害。在 200 多年前，英国有个医生叫爱德华·琴纳，他首度把削弱的微量病毒做成疫苗，用来预防疾病。

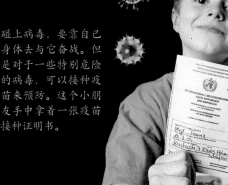

碰上病毒，要靠自己身体去与它奋战。但是对于一些特别危险的病毒，可以接种疫苗来预防。这个小朋友手中拿着一张疫苗接种证明书。

与生俱来的外套

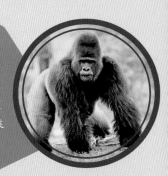

你知道吗？保护身体免于环境侵害的只是一层薄薄的皮肤。皮肤可以说是身体上最大的器官，虽然只有几毫米厚，然而大人的皮肤大约有4到7千克重，相当于一件大外套！从皮肤能看得出来一个人的年纪大概有多大：小孩子和年轻人的皮肤比较平滑柔软，年纪比较大的人，皮肤就会有皱褶。

表皮层就是你看得见的那一层皮肤，它们包覆着整个身体，让水或其他的液体无法任意入侵到体内。表皮层也可以防止毒物或病原入侵。由于皮肤细胞有很多事要做，所以会不断更新，几乎每个月身体都会换上一层新的皮肤。当新细胞长出来的时候，表皮层的老细胞就会干掉、脱落。

在显微镜底下，毛发像是从一个坑洞里长出来一样。

角质层

毛发

汗孔

在真皮层里有小血管、发根，还有汗腺。此外，这里还有一些细胞，它们只有在受伤的时候，才会活跃起来，帮助对抗由伤口入侵的病原。受伤的时候，它们会制造新的细胞，来让伤口愈合，有点像创可贴那样把它贴补起来。另外，真皮层也像一座巨大的监测站，里面有许多特殊的传感器，可以侦测体外温度的变化、身体的运动或接触，然后把测量的结果传送给脑部，这样一来，就可以使身体内部的机能尽可能保持稳定。例如，天冷的时候让你发抖，借由这种动作，让身体尽量维持在适当的温度。

肌肉

温度传感器

汗腺

皮脂腺

发根

皮下层是由结缔组织构成的，里面含有很多脂肪细胞。结缔组织就像防撞器一样，可以避免你体内的器官因为碰撞或冲击而受到伤害。许许多多的脂肪细胞合起来就好像是一条毛毯，当天冷的时候，可以让你的身体保持温暖。

血管

感觉小体

皮肤的颜色

人类皮肤的颜色各有不同，这是由黑色素决定的。皮肤表面的黑色素会制造出特别的细胞，这些细胞产生得越多，皮肤的颜色就越深。皮肤利用这些色素来防止强烈阳光的伤害。阳光里有一部分的射线如果照射到皮肤的深处，可能会有危险，所以地球上大部分生长在赤道附近的人，皮肤都会比较黑，因为那里的日晒特别强烈。

皮肤的颜色越深，就越不怕太阳晒。

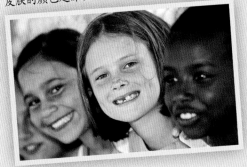

太强的阳光是危险的

阳光里含有各种不同的成分，包括紫外线。波长较长的紫外线称为 UV-A，波长较短的称为 UV-B。其中的 UV，是英文"Ultra Violet"的缩写，就是"紫外"的意思。英文字母 A 和 B，则是不同波段的代号。A 波段的紫外线（UV-A）是危险的，因为在不知不觉之中，它会深入到皮肤深处，伤害到那里的细胞。会让我们晒伤的则是 B 波段的紫外线（UV-B），它会伤害皮肤表层的细胞。如果常常晒伤的话，日后得皮肤癌的风险就会提高。

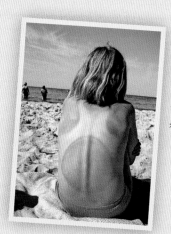

在烈日下，应该涂抹防晒油来保护皮肤。防晒油的防晒系数是重要的参考指标，好的防晒油可以同时抵抗长波和短波的紫外线。

指甲

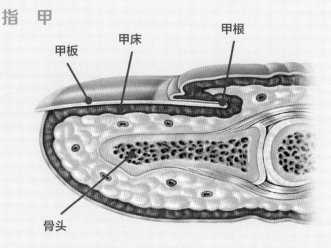

甲板　甲床　甲根

骨头

指甲是由许多角质细胞构成的，它们像屋顶上的瓦片那样叠在一起。指甲是从甲根长出来的，每个星期都会在甲床上长出大约 1 毫米长。指甲下面指尖的皮肤有许多神经细胞，因此那里很敏感。这个部位和指甲配合在一起，可以感觉出来很多东西的质地。此外，你有没有想过，如果没有指甲的话，要怎么抓痒呢？

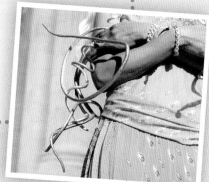

如果 18 年都不剪指甲的话，就可能会长成像图片上这个古怪的"艺术品"！

有趣的事实

长发公主

非常长的头发其实是很少见的。有些地方会举办头发比赛，看看谁的头发最长。世界上最长的头发有 17 米长，真是令人不可思议，这大约有 6 层楼那么高！

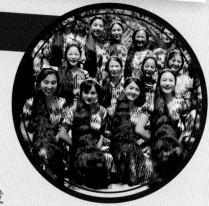

保暖的毛发

每一根头发都是由发根长出来的，而发根就住在真皮层里。我们的皮肤上长了许多细毛，除了有保暖的作用之外，还可以把感觉传送给神经细胞。一般说来，一根头发最久可以活 6 年，然后就会脱落，所以每天你都会不知不觉地失去上百根头发。至于你的头发到底可以长到多长，就和你的基因有关系。头发可以持续生长 10 年之久而不脱落的人，实在少之又少。

▶ 你知道吗？

你的皮肤底下隐藏着一个"乳霜工厂"，也就是皮脂腺。它会制造一种油腻的物质，让皮肤和头发保持柔顺。此外，皮脂腺所分泌出来的油脂还可以杀死细菌。

→ 纪录
最大与最小

最大的不规则扁骨是髋骨。最长的骨头是股骨，也就是大腿骨，最小块的骨头是镫骨，位于内耳，跟一粒米差不多大。

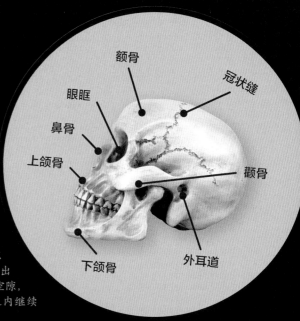

额骨
眼眶
鼻骨
上颌骨
冠状缝
颧骨
外耳道
下颌骨

婴儿刚出生时，几片头盖骨还不是密合的，中间有空隙。婴儿生产的时候，头部受到压缩会变小，这样才可以从妈妈的子宫里挤出来。头盖骨之间的空隙，会在出生后两年之内继续生长，密合起来。

髌骨
又叫作膝盖骨。这块扁平的三角形骨头，可以保护膝盖的关节，使它免于冲击和磨损。髌骨特殊的位置安排，使得膝盖可以弯曲、伸缩自如。

胸骨
这块扁扁的、长得像一把剑的骨头，把许多肋骨衔接起来。

胫骨
它的拉丁名称为"tibia"，是"笛子"的意思。因为胫骨里面是空的，古时候的人会在上面穿孔，做成笛子，叫作"骨笛"。胫骨里面的空间本来是充满了骨髓。

股骨
这是身体上最长的骨头。大人的股骨大约有45厘米长。

跗骨
由7块单独的骨头所构成。

腓骨
结构和胫骨差不多。从膝盖外面可以摸到腓骨的骨端。

趾骨
除了大脚趾有2块骨头之外，每一个脚趾都是由3块骨头构成的。

跟骨
这是足部最大的一块骨头，支撑着身体大部分的重量。

盆骨
长得像个盆子，有许多器官都受它保护。

足弓
就是脚底像弓一样弯曲的部位。走路的时候，它可以缓冲震荡。

尺骨

位于前臂的一根骨头，从小指和无名指一直延伸到手肘的关节。

头盖骨

我们的头盖骨是由 25 块单独的骨头组合在一起的，用来保护脆弱的大脑免于冲击，避免受伤。

桡骨

桡骨和尺骨并列，在关节的地方和尺骨接在一起，成为一个单元。它有点扁，而且有一点扭曲。

指骨

脊柱

脊柱是由 33 块椎骨叠起来的，位于身体的正中央。

肱骨

肱骨是上臂中的一块骨头。这是身体上肢最长的管状骨头，里面是空心的，填满了骨髓。

锁骨

锁骨的两旁是肩关节，关节上挂着手臂。

关节

松质骨

骨髓

胸腔

由 12 对肋骨撑起来的一个空腔。

椎间盘

相当于每一块脊椎骨之间的软垫。

骨头的内部质地疏松，像海绵那样有很多细小的孔洞，要不然整个身体的骨头加起来就太重了。骨头内部有许多小小的梁柱，把内部的空间撑开来。这些小小的梁柱称为"骨小梁"，它们就像房子的梁柱一样，可以让房子维持稳定，不会坍塌。

身体的支架

在一座阴森森的古堡里，一副松垮垮的骷髅骨头，喀啦喀啦响地走过走廊……这是恐怖片里的场景。当这个骷髅用那双凹陷的眼窝瞪着你，你可能要背脊发凉、冷汗直流。其实这种想象是很不公平的，因为骨骼是我们一生中最重要的支柱，否则你就会像蜗牛或蚯蚓那样，只能够在地上爬。身体内部的器官，也都需要骨骼的保护。

活生生的骨头

骨骼真的是松垮垮的吗？我们的骨骼虽然早已成熟定型了，可是它们是活的，随时不断地在更新。有一种很特别的细胞叫作"成骨细胞"，会制造出骨骼所需的材料。骨骼里也有血管和神经，因此当骨骼折断的时候，是会痛的。而且，还有一些骨骼里面是空的，形状像个管子，里面填满了骨髓，这正是制造红细胞和成骨细胞的地方。

僵硬而好动

人体的骨骼是由许多大大小小的单一骨骼组合起来的，在大人身上的骨骼总共超过 200块。这些个别的骨骼是用关节连接起来成为一个骨架的，借助于附着在上面的肌肉，它就可以动起来了。你轻轻点个头，总共就有 22 块骨头参与了这个动作。

忍辱负重

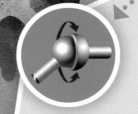

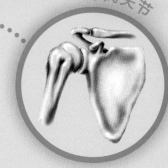

球窝关节

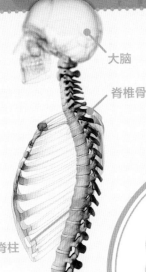

大脑

脊椎骨

头部是由头盖骨和面骨构成的。这两个部分都是由许多扁平的骨板凑起来的，它们互相嵌在一起，中间有缝合的间隙。

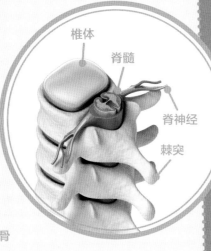

椎体

脊髓

脊神经

棘突

脊柱

椎间盘

尾椎骨

脊 椎

从侧面来看，总共有 33 块脊椎骨的脊柱形成了 2 个"S"形，其中有 7 块是颈椎、12 块是胸椎，还有 5 块是腰椎，这 24 块都是活动的。其余 9 块脊椎骨是骶骨和尾骨，它们是长在一起、僵硬不动的。脊椎让你可以挺立，它巧妙的构造让你可以转身，也可以弯下腰来，而且保持稳定。就像乐高玩具，每一块单独的脊椎骨都非常巧妙地嵌在一起，不容易脱落。在这一块块可以活动的脊椎骨之间，总共垫着 23 个椎间盘。椎间盘就像柔软的缓冲垫，可以避免脊椎骨互相摩擦、撞击。脊椎位于身体的正中央，还有一个重要的原因：因为它里面有一条信息高速公路，负责把信息传送到身体的每一个部位。这条信息高速公路就是藏在脊椎管里的神经束，它会由脊椎分出很多的神经，可以直接通往大脑，也伸向你身体的每一个角落。

活动式组合

如果骨头和骨头之间，只是简单地接在一起，那么它们很快就会磨损。为了使你尽可能保持自由活动，骨头和骨头之间必须要有各式各样的关节。活动最灵活的是球窝关节，例如你的臀部关节，使腿部可以四面八方地转动。肩膀也有球窝关节，因此手臂也可以活动自如。腕关节是椭球关节，可以朝两个方向活动。大拇指则是鞍状关节，所以可以上下左右活动，还可以绕圈圈。枢纽关节只允许朝一个方向活动，例如其他的手指和脚趾。

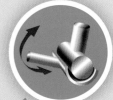

枢纽关节

你相信吗？

有些人的脊椎异常柔软，经过艰苦的训练，可以变成"软骨人"，他们的身体可以弯成不可思议的形状。

透视

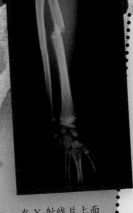

物理学家威廉·康拉德·伦琴在 1895 年发现，有一种特别强的电磁射线，可以穿透人体。这种被称为 X 的射线，在穿透人体的时候，不同的组织对它吸收的程度不一样：骨骼密度大，会阻挡射线通过，在 X 射线片上显示出白色；而肌肉密度比骨骼小，射线容易通过，所以 X 射线片上肌肉看起来则比较暗。

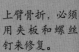

在 X 射线片上面可以看出前臂的桡骨折断了。

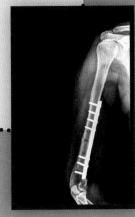

上臂骨折，必须用夹板和螺丝钉来修复。

扁的、长的、短的

头盖骨、肩胛骨、胸骨和盆骨，都被称为"扁骨"，因为它们的形状都是扁的。

长的管状骨骼内部是空的，两端比较粗。手臂和腿都是这种骨骼，有的里面包着骨髓。

短的骨骼具有各种不同的形状，例如跟骨、脊椎骨或腕骨。

自我修复的能力

折断的骨骼会自己"治疗"自己，为了让它能够再长直，需要用夹板固定，裹上石膏，甚至用螺丝钉锁住。要是骨骼断了，从受伤的小血管所流出来的血液，会在破裂的地方编织出一个细密的网子，作为替代骨骼的软支架，真正的骨骼随后就会长出来。有些特殊的细胞会照料骨骼的生长，这就是所谓的"成骨细胞"。成骨细胞会把钙等原料运送到替代骨的软支架那里，使得这个组织渐渐改建为坚硬的骨骼。由于成骨细胞在骨骼折断的地方很努力地工作，所以新的骨骼长出来之后，会比原先的稍大一点。因此，另一种细胞"破骨细胞"也会在受伤的地方工作，它们会把多余的材料运走，让骨骼恢复原来的形状。新的细胞和旧的细胞融合在一起，骨折的地方在几个星期之内就会痊愈。

万能的手

每一只手都是由 27 块单独的骨骼构成的，直到今天，人们都还没有办法以人工的方式，建造出像人类的手那么灵巧的机械手臂。科学家相信，人类在演化的过程当中，大拇指的发展具有特别的意义，因为这使得人类具有制造工具和使用工具的能力。我们可以灵活地抓东西，是因为大拇指具有鞍状关节。这种特殊的关节，使得大拇指可以独立于其他 4 根手指头而活动自如。不信的话，自己试试看！

肌肉使得身体可以活动，也是骨骼的重要后盾。其中，最有力的是咀嚼肌，面积最大的是臀大肌，最有耐力的是心肌。

➡ 纪录

阿基里斯腱

身体里最大的肌腱是阿基里斯腱。它就在你脚后跟的上面，你可以摸到它。

健美的运动家

人体中可以让身体动起来的肌肉，总共超过 630 块。就连轻松踱步的时候，也有将近 200 块骨骼肌不停地在工作。所有由肌腱固定在骨骼上的肌肉都叫作骨骼肌，骨骼肌是牵动骨骼的重要推手。严格地说，身体中其实还有很多其他的肌肉，多到数都数不清楚。例如，在每一根头发的发根，也有自己小小的"竖毛肌"，当你觉得很冷或是受到惊吓的时候，它会使头发竖起来。

自动的马达

有些肌肉用不着你去控制，它自己就会运动，心脏便是这种肌肉，它会把血液送到身体的各个角落。在小肠里，肌肉会帮助运送食物，血管的肌肉也会使得血液流动。这些肌肉的工作，我们都无法刻意去控制，所以它们被称为"不随意肌"。

可以伸缩的接点

肌腱连接了骨骼肌和骨骼，如果肌腱断裂，就牵不动骨骼了。运动员总是要努力扩张他们的肌腱，让它们保持柔软。

从骨骼肌的横切面可以看出，它是由一条一条的肌纤维组成的。再小的动作都需要这些肌肉参与工作，因为这些动作是你可以随意去控制的，所以骨骼肌又叫作随意肌。

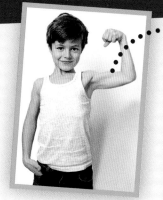

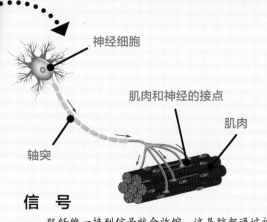

神经细胞

肌肉和神经的接点

轴突

肌肉

信号

肌纤维一接到信号就会收缩，这是脑部通过神经细胞所传达过来的命令。

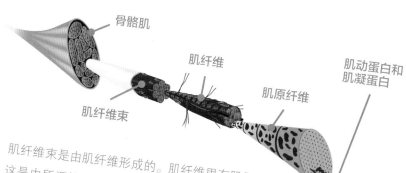

能屈能伸

不管只是动动手指头，还是踢足球，每一个动作都需要用到两条肌肉，其中一条收缩，另外一条伸长。收缩的肌肉叫作"屈肌"，另一条则被称为"伸肌"，这些肌肉在你的上臂就观察得到：站在镜子前面，把下臂向上弯曲，你会看到上臂的肌肉，所谓的肱二头肌，变得又短又肿；上臂另一边的肌肉在这个时候则会变得又细又长。放下手臂，这两条肌肉就会放松。肌肉的运动遵从来自大脑的命令，这是因为每一块肌肉都经由神经直接与大脑连接。

运动生热

肌肉最喜欢"吃"的食物是葡萄糖，身体会从平常所吃的食物中吸收这些养分。肌肉的细胞会借助氧气，把一大部分养分转换为热量，所以运动会生热。虽然不至于生出火来，不过我们把这个过程称为"燃烧"。如果你不停地运动，还会流汗。

肌肉酸痛

上完体育课之后，累得跑不动了！这个时候我们会感觉到肌肉酸痛，幸好这不是很严重的问题。过度运动的话，细微的肌纤维会受伤。这些细微的撕裂，会使得肌肉稍微肿起来，而且也会痛。身体的状况越好，就越不容易发生这种现象。

➜ 你知道吗？

持续的训练可以长出更多的肌肉吗？很可惜，不会，肌肉是不能再生的。不过，要是常常运动的话，现有的肌纤维会变得更粗。

骨骼肌的构造

骨骼肌

肌纤维

肌动蛋白和肌凝蛋白

肌纤维束

肌原纤维

肌纤维束是由肌纤维形成的。肌纤维里有肌原纤维，这是由所谓的肌动蛋白和肌凝蛋白构成的。当这些微丝互相拉近的时候，肌原纤维就会变短，接着整条肌肉就紧缩在一起，这被称为收缩。

有趣的事情

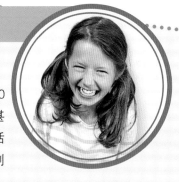

笑一下！

仅仅在你的脸部，就有大约 50 块肌肉。当你开心大笑的时候，甚至会有 135 块肌肉参与这个笑的活动：从脸部到颈部、肋骨，一直到腹部的肌肉，都用到了！

求同存异

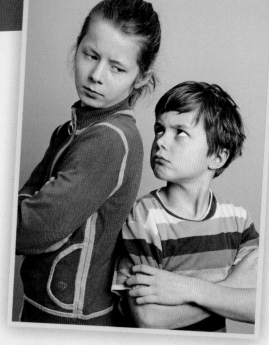

气氛不对的情形，不只发生在兄弟姐妹之间。青春期的时候，体内激素的分泌发生重大的改变，常常会导致情绪不稳定。

茱莉亚觉得男生都怪里怪气的，马克斯跟女生根本就处不来，女生和男生都觉得对方很陌生。这其实是很让人惊奇的现象，因为他们双方的身体构造都是很类似的，除了外表上有一点差异之外。而外表上的差异也要等到青春期到来的时候，才会真正出现。在青春期这段时期，性别的特征会逐渐发展出来，小女孩会成为女人，小男孩成为男人。这段紧张刺激的发展过程，大约发生在 10 岁到 18 岁之间。

腺体的女王

身体里许多故事的源头都要归因于一个小小的腺体，这个腺体位于你鼻子后面的脑部边缘，叫作垂体，它垂悬于脑部的下方，大约像一颗豆子那么大。直到 18 世纪，还有人认为，鼻子里的黏液就是这个东西所产生的，但是事实绝非如此。这个毫不起眼的小东西，控制着我们身体许多生命大事的发展过程。例如，当青春期开始的时候，垂体就会发送出化学信息，来刺激性激素的分泌。垂体是无可取代的，就好像蜂群里的女王，要是少了它，身体里的许多机能便会群龙无首，彻底失去平衡。

什么是激素？

你刚刚还觉得好好的，突然之间就想要大声吼叫，这都是激素的作用。在青春期，人的体内会分泌激素。激素是一些分子，控制着体内大大小小的生理机能，例如生长激素会刺激细胞，促使细胞分裂，而睡眠激素会帮助你在晚上睡着，另外还有会让你觉得快乐的激素。性激素则会促使男生变成男人，女生变成女人。性激素是在性器官里制造的，卵巢会分泌女性的激素"雌激素"；在小男生的体内，则是由睾丸制造男性的激素"睾丸酮"。

终于变成大人了

青春期的时候，身体的外表和内部都会发生改变。腋窝下面和生殖器附近会长出毛发，女生的胸部突出，男生长出胡子，肌肉和声音也都会发生改变。在有些人的身上，这些改变发生得很早，有些人则比较晚，决定的因素在于自己身体觉得什么时候应该开始改变。

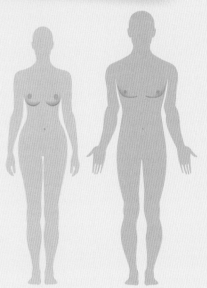

人类的演化使得女人具有较宽大的骨盆和娇小的体形。男人则是有棱有角的外形，以及较宽的肩膀。

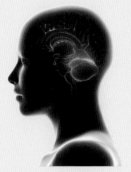

垂体是一种分泌激素的腺体，控制着生长、新陈代谢及生殖功能。

➡ 你知道吗？

刚刚还热烈地跟别人谈话，突然之间，他的声音就破了。青春期的男生，喉咙会渐渐变大，声带也会变长，导致声音变得低沉。在过渡期间，有时声音还会在比较高的童声和比较低的成年男声之间跳来跳去。

子宫

子宫是由肌肉构成的器官，里面柔软舒适，是婴儿生长的好地方。当一个卵细胞和精细胞结合之后，受精卵就可以在这里面长大，直到婴儿出生的那一刻。

卵巢

腹部两边各有一个，里面会制造卵细胞。每个月，卵巢里会有一颗卵子成熟，这颗成熟的卵子会经由输卵管来到子宫。

从女孩变成女人

女生的身体也会发生变化，这些变化都具有一个重要的目标，就是最后要让一个小婴儿可以在她的体内成长，也就是怀孕生子。每个月都会有一个卵细胞成熟，进入子宫。在子宫里，卵子会刺激充满血液的子宫内膜，让它变厚。如果卵子和男性的精细胞结合，成功受精了，就可以把这里当床睡觉，也称为着床。如果这件事情并没有发生，那么子宫内膜会在大约 14 天之后脱落。由于这些都是充满血液的组织，所以连续好几天，女性的阴道里会流出含有血液的液体。这件事情，我们称为"月经"。

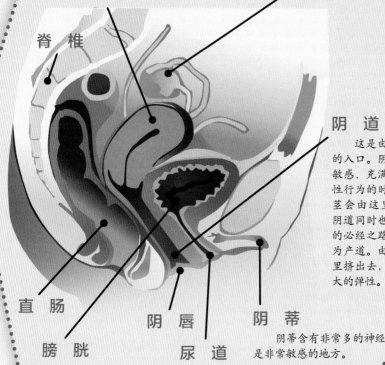

脊椎

阴道

这是由外部通往子宫的入口。阴道的内壁非常敏感，充满了黏膜。发生性行为的时候，男性的阴茎会由这里进来。不过，阴道同时也是婴儿出生时的必经之路，这个时候称为产道。由于婴儿要从这里挤出去，所以它具有很大的弹性。

直肠

膀胱

阴唇

尿道

阴蒂

阴蒂含有非常多的神经，是非常敏感的地方。

由男孩变成男人

时候一到，男生的身体就会开始制造精细胞。这些精细胞的最终目的，是要使一颗卵子受精。女生的身体所发生的改变，常常都在"暗地里"进行，但是男生在青春期会发生一些表面上容易看得出来的改变：身体上的毛会愈长愈多、还会长出胡子，性器官会长大、装着睾丸的阴囊颜色会变深。睡觉的时候，可能会在下意识里发生泄精的情形。可惜激素也会造成我们不喜欢的副作用，情绪和感觉有时候会像坐过山车那样，起伏不定。皮肤会变得较为油腻粗糙，还会长出青春痘。在男生的身体上，汗腺工作得特别勤快，有时候还会产生闻起来不舒服的味道。但好消息是，青春期只有几年的时间，不会永远持续下去。

输精管

受到刺激的时候，精液会由附睾进入输精管。

精囊

这个地方可以让精子混合在液体当中，产生精液。

阴茎

它在平常的状态下是软的，当它变硬的时候，就是做好准备进行性行为的时候。

膀胱

海绵体

受到刺激后会充血，使得整个阴茎变硬而挺直，这种现象称为"勃起"。

龟头

具有非常多的神经细胞，接触的时候非常敏感。

附睾

储存精细胞的地方。精子在这里做好准备，等待下一次的任务。

直肠

包皮

具有保护敏感龟头的功能。

尿道及输精管

睾丸

制造精子的地方。

生命的 蓝图

在盖房子之前,建筑师要先画出很多蓝图,计划好许多细节。很难想象在卵细胞和精细胞里面,会没有任何蓝图或计划,就可以"盖"出一个活生生的人,更何况一个人比任何一栋房子都要复杂得多。从前的人相信,是神制定好了这个计划,它是唯一可能完成这种艺术品的工程师。到了今天,我们知道,这个计划书原来就隐藏在卵细胞和精细胞这两个细胞里。

建筑计划书

在每一个细胞核里,都隐藏了许多染色体。你可以把它们想象为好几本书,书本里记载了详细的计划。身体中每一个体细胞的细胞核里面,都有 46 个染色体,它们都是成双成对的,所以我们也常常说是 23 对染色体。每一个染色体中,都包含了身体上每一个部位及其功能的计划书。

建筑计划的细节:DNA 和基因

每个染色体看起来都像是一段小小的丝状体,这个丝状体是由所谓的 DNA 构成的。DNA 就是 Deoxyribonucleic acid(脱氧核糖核酸)的缩写,它是一种生物分子。在这个小小的分子上,储存了关于我们身体最详尽的信息。DNA 的形状看起来就像是个很长的螺旋状楼梯,这个楼梯的每一小段,我们称为"基因"。基因里面隐藏了人体特征的信息,例如你的眼睛是什么颜色。

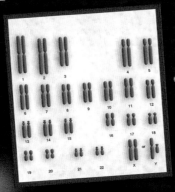

人类的细胞核中含有 23 对染色体,上面记载了我们一生中需要的建筑计划。在 1990 年到 2003 年之间,科学家把基因里所记载的所有字母序列都解开了,这里面共有 31 亿组的基因序列。

成双成对

身体中的所有细胞是不是都具有 46 个染色体呢?几乎是的。除了卵细胞和精细胞之外!因为它们两个都只有 23 个染色体,也就是刚好只有一半。这是为什么呢?当卵细胞和精细胞结合在一起的时候,它们会形成一个具有 46 个染色体的新细胞。在这个新细胞里,有 23 个染色体是来自妈妈,另外 23 个是来自爸爸。所以,每个人真的都是一半来自妈妈,一半来自爸爸的。那么,为什么兄弟姐妹有时候会长得完全不一样呢?这是因为每个精细胞和每个卵细胞,从爸爸妈妈身上得到不同组合的染色体。因此在受精之后,就会长成独一无二的人。

惊喜的包裹

如果把卵细胞和精细胞一起放在显微镜底下观察,会看到 22 对完全一样的染色体,那第 23 对呢?我们会在那里找到惊喜:宝宝是男的,还是女的?这个问题要由第 23 对染色体来回答。如果第 23 对的两个染色体看起来像两个 X,那么就是女的。如果其中一个染色体的形状长得像 Y,那么就是男的。婴儿的性别是由男性的精细胞决定的,有些精细胞含有 X 染色体,其他的含有 Y 染色体。在女性的卵细胞里,则永远都是 X 染色体。当卵细胞和精细胞结合在一起的时候,婴儿的性别就决定了。

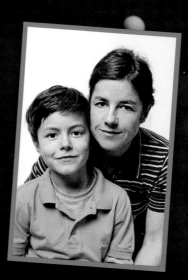

法兰克看起来很像他的妈妈。不过他会长得像爸爸还是妈妈,完全是个偶然。

DNA

DNA 的形状就像是一个扭绞起来的绳梯，两边的绳子看起来像是两条缠绕在一起的丝带，这种形状称为双螺旋结构。

细胞

染色体

细胞核

染色体里面的 DNA 总是卷起来压缩在一起的。

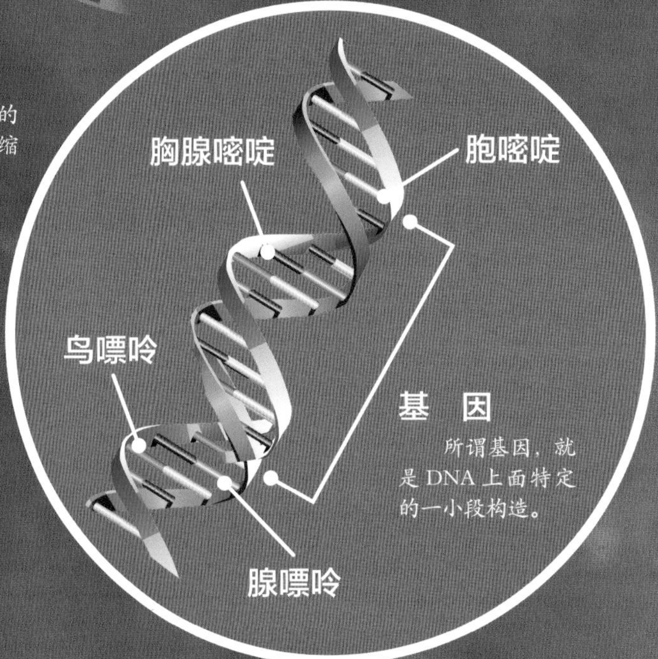

DNA上的碱基

DNA 这个扭绞起来的绳梯，上面的脚踏板是由 4 种材料组合而成的，这 4 种材料就称为"碱基"，它们分别是：腺嘌呤（A）、胸腺嘧啶（T）、鸟嘌呤（G）和胞嘧啶（C）。绳梯上的每一个踏板都是由 2 种碱基组合而成，腺嘌呤永远只跟胸腺嘧啶结合在一起，鸟嘌呤也只跟胞嘧啶结合在一起。这些踏板在绳梯上有各种不同的排列顺序，可以看成一种密码。这些密码会成为像计算机程序那样的指令，用来记载身体上各部位的特征。

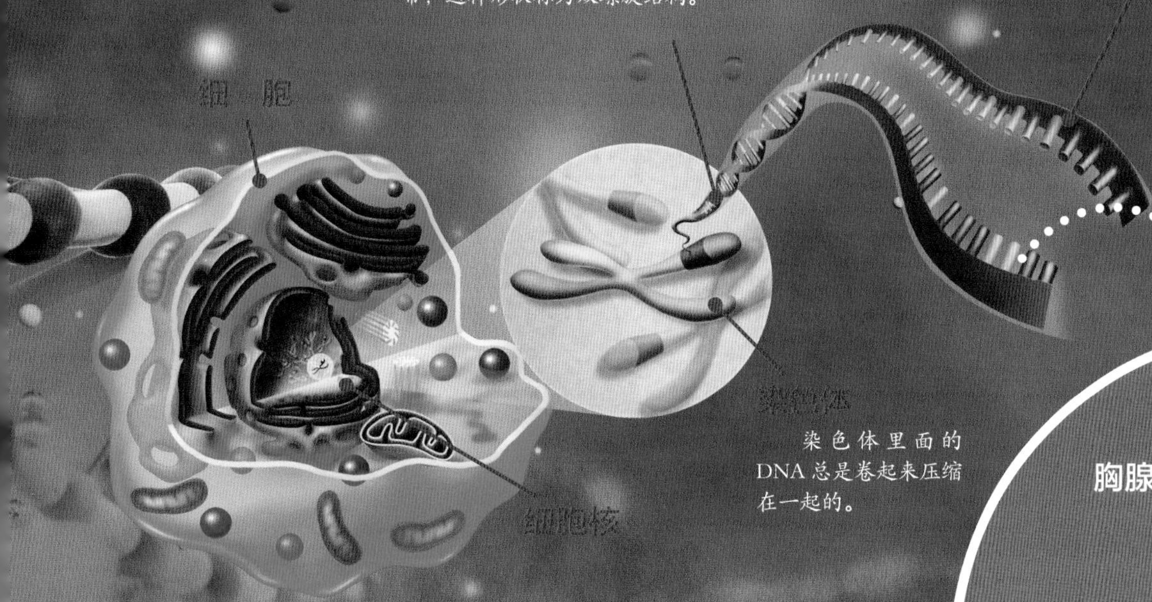

胸腺嘧啶

胞嘧啶

鸟嘌呤

腺嘌呤

基　因

所谓基因，就是 DNA 上面特定的一小段构造。

绝对独一无二

每个人的遗传信息，也就是这个人自己的建筑计划，都存放在 DNA 的基因里面，而且是独一无二的。由于每个人的生长计划就像指纹一样，都是独一无二的，因此我们也把基因称为基因指纹。科学家只需要一根头发、一小块皮肤的碎片，或是唾液的标本，就可以辨认出这个独一无二的基因指纹。也就是说，借由少量的身体细胞就可以确认每个人的身份，不会误以为是别人。警察也利用基因指纹这种技术来对抗罪犯、指认犯罪的人。

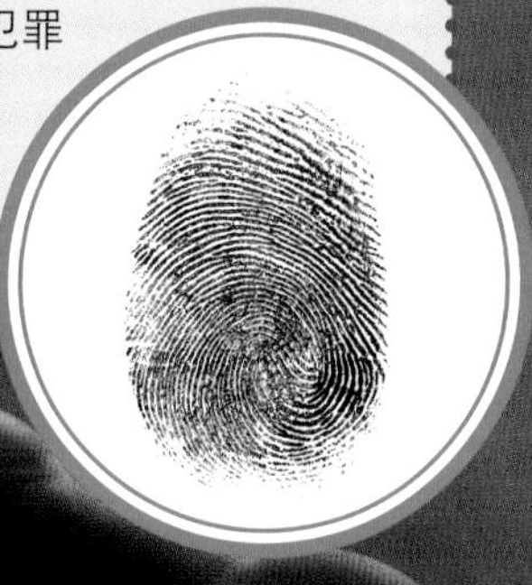

➡ 纪录
2 米

我们身体的每一个细胞都含有总共 2 米长的 DNA！为了在微小的细胞中存放它们，必须用最节省空间的方式，把所有的 DNA 压缩起来、挤在一起。DNA 和蛋白质一起组成染色体。

生命的诞生

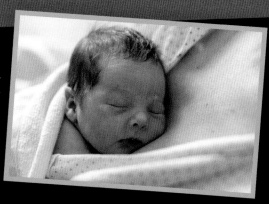

婴儿离开妈妈的子宫，出生来到这个世界之后，还是需要跟妈妈在一起。这时让他们最有安全感的，是跟妈妈身体的直接接触。

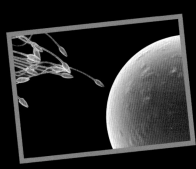

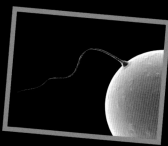

好几百万个精细胞踏上旅途，寻找一个巨大的卵细胞。最后，通常只有1个精细胞会赢得比赛，到达终点。

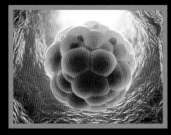

卵细胞在输卵管里受精之后，就会开始分裂，并向着子宫的方向移动。

每个月都会有一个卵细胞成熟上路：它离开卵巢，进入输卵管。这趟旅途的结局是无法预测的，因为它只有24小时的时间，可以等待男性的精细胞，也就是精子，来与它相会。只有当男人和女人在这个时段里互相发生性行为，才有可能产生新的生命。为了确保这次的约会成功，由男方那边所送出来的精细胞并不是只有1个——同时踏上旅途的精细胞，一次就有好几百万个。但是大部分的精细胞都没有办法及时赶到输卵管，它们很早就瘫软无力了，只有那些特别强健的精细胞，可以到达卵子的附近。这个时候，就开始了一场竞争，看谁先进入卵子里面。只要胜利者一进入卵细胞里面，卵细胞的外壳就马上发生改变，一下子，所有的门窗都紧紧关闭起来。因此，比较慢到达的精子，就只好留在外面。最幸运的精子与卵子结合成对之后的受精卵，很快就开始分裂，由1个细胞变成2个，由2个变成4个，再由4个变成8个，以此类推。输卵管里的纤毛会把这一团急速分裂中的细胞，缓缓地朝子宫方向推进，但是它要在受精之后1个星期才会到达子宫。到达子宫的时候，我们就说这个妈妈怀孕了，一个新的生命将要诞生。

出生前的房间

1个星期之后，子宫就准备好让胚胎搬进来了——"胚胎"是这个小小的生命在此阶段的称呼，而身体会尽量让它在这个小小的空间里住得舒服一点。房间墙壁的壁纸是黏液做的，这使得胚胎可以躲到里面去。里面所形成的胎盘，可以让胚胎受到很舒适的照料。胎盘位于子宫的边缘，经由脐带，可以供应胚胎所需要的一切。除此之外，还有另外一层保护，那就是充满羊水的羊膜囊。子宫本来像一颗番石榴那么大，不过在接下来的38周，会随着胚胎的成长，一直变大，为正在长大的婴儿提供足够的空间。

由一团细胞变成婴儿

在大约4周之后，这一团细胞已经有火柴头那么大。再过4周，我们未来的婴儿就会长到像大拇指的指甲那么大。这个阶段，我们就把它称为"胎儿"。到了这个时候，这个小东西就已经有点人的形状了。它现在有一个细小但还很软的脊椎，而且头脑也开始生长了。这时细胞会分工合作，有些慢慢成为手臂的细胞，有些是脚的细胞，有些是各种器官的细胞，还有头、眼睛、嘴巴、鼻子和耳朵的细胞。

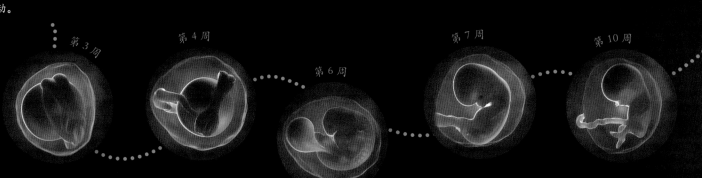

第3周　　第4周　　第6周　　第7周　　第10周

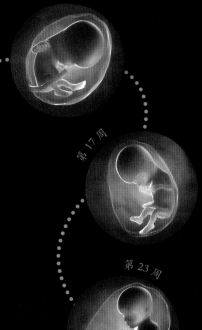

第 14 周

第 17 周

第 23 周

出生的时候

婴儿快要出生的时候，妈妈会感觉到一阵一阵的疼痛，称为阵痛。这时子宫会收缩，把婴儿向下挤向子宫的出口——就是由子宫经过阴道、通往外面世界的道路，也称为产道。这个过程会持续一段时间，到最后，会有一次很强烈的收缩，把婴儿经由产道挤出妈妈的身体。通常最先出来的是头部，这是婴儿身体最大的一部分。如果一切都顺利，新生的婴儿会被抱到妈妈的怀里。连接婴儿和妈妈身体的脐带会被剪断，幸好婴儿对这个动作是没有感觉的。这个时候，新生儿已经成为一个独立的个体了。

知识加油站

▶ 有些双胞胎在受精卵还在输卵管里的时候，突然分裂成为 2 个细胞，而且都进入子宫，分别生长成为 2 个婴儿。在这种情况下，他们的长相几乎相同，难以辨别。

▶ 如果同时有 2 个成熟的卵细胞进入输卵管，而且每个卵细胞都与不同的精细胞结合，最后双双进到子宫里，就是异卵双胞胎。在这种情况下，他们的长相并不会特别相似。

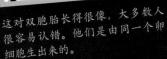

这对双胞胎长得很像，大多数人很容易认错。他们是由同一个卵细胞生出来的。

第 25 周

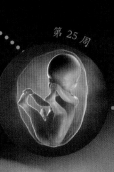

第 36 周

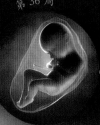

第 40 周

脐 带

脐带把未出生的婴儿和妈妈的血液循环连接在一起。胎儿通过脐带得到所需要的养分。

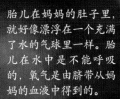

胎儿在妈妈的肚子里，就好像漂浮在一个充满了水的气球里一样。胎儿在水中是不能呼吸的，氧气是由脐带从妈妈的血液中得到的。

名词解释

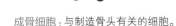

病毒借助外壳的特殊构造，容易与身体里的细胞结合，入侵到细胞里。

过 敏：免疫系统对于特定物质过度反应的现象。

肺 泡：肺部血管与外界进行气体交换的气泡。

主动脉：一种血管，是身体最大的动脉，和心脏的左心室连接。

动 脉：负责把充满氧气的血液由心脏带到各部位器官与组织。

轴 突：神经细胞突出的长轴，把电信号传递给其他细胞。

细 菌：一种由单细胞构成的微生物。

血 浆：血液中的液体成分，血细胞就是在这里面"游泳"的。

半规管：内耳结构的一部分，负责人体的平衡感。

支气管：由气管分出的各级分支。

耳 蜗：内耳结构的一部分，形状像蜗牛。

脱氧核糖核酸：又称为 DNA，是染色体的主要成分。

小 脑：位于大脑半球后方，覆盖在脑桥及延髓之上，横跨在中脑和延髓之间。

染色体：细胞核内带有基因的聚合体。在显微镜下，要用特殊的颜料染色才看得到，所以被称为染色体。

树 突：神经细胞所长出的许多细小的"短手臂"，负责接收来自其他细胞的信息。

元 素：最基本的化学成分，例如氢、氧、碳。

胚 胎：在怀孕后的 11 周内，子宫内的小婴儿称为胚胎。

红细胞：血液里负责携带氧气的红色血球。

纤维蛋白：一种天然的"浆糊"，可在伤口处建立保护网，让伤口复原。

胎 儿：在怀孕 11 周之后，子宫内的小婴儿称为胎儿。

基 因：携带遗传信息的基本单位。

肾小球：肾脏里由许多血管缠绕起来的球体。

葡萄糖：糖的一种形态，是身体内部最重要的能量来源。

血红蛋白：高等生物体内负责运载氧的一种蛋白质。

尿 液：人类和脊椎动物为了新陈代谢的需要，经由泌尿系统及尿路排出体外的液体排泄物。

激 素：也叫荷尔蒙，是体内所产生的化学物质，可以传送信息。

垂 体：垂吊在脑部下方的腺体，会分泌激素。

免疫系统：身体与生俱来的天然自我防卫系统，可以抵抗疾病。

毛细血管：体内分布最广、管壁最薄、口径最小的血管。

龋：牙齿发生腐蚀的病变，在牙面上形成龋洞，最后可使牙齿全被破坏。

二氧化碳：一种气态化合物，碳与氧反应生成，人类在呼吸过程中，都要吸入氧气，吐出二氧化碳。

白细胞：人体血液中的一类细胞，由骨髓制造出来，可以对抗病原。

黑色素：皮肤上的一种物质，可以保护皮肤免于阳光的伤害。

薄 皮：在身体上起到隔膜的作用，对于有些物质来说是可渗透的。

线粒体：细胞中产生能量的地方。

有丝分裂：这是细胞分裂、繁殖的一种方式。

分 子：由两个或多个原子所合成的粒子。

神经细胞：主要包括神经元和神经胶质细胞。

成骨细胞：与制造骨头有关的细胞。

蛋白质：是组成人体一切细胞、组织的重要成分。

血小板：血液中最小的细胞，具有止血的重要功能。

月 经：女人子宫大约每个月一次的正常排血现象。

瞳 孔：眼球中央深色的圆孔，是光线进入眼球内部的入口，就像照相机的光圈。

感觉细胞：人体的一种细胞，负责把外部的刺激转变为电信号，再传达给脑部。

系 统：由许多"成员"所组成的"团队"，它们分工合作，一起达成共同的目标。

静 脉：一种血管，负责把缺氧的血液送回心脏，补充氧气。

病 毒：一种非常细小的病原。一旦进入体内，就必须依赖免疫系统与它们对抗。

病 原：任何可以引起身体疾病的生物，包括病毒、细菌、真菌、寄生虫等。

图片来源说明/images sources:

Bildquellennachweis: Archiv Tessloff: 2上, 12下中, 14下左; Bigstock: 26下中 (Ifong), 27上 (lello4d); Bildagentur-online: 28下中 (Tips-Schena); Blendinger, Johannes: 6中右; Bonadonna, Davide: 13左, 13中, 16左, 16中, 25上右, 37下中, 38上右, 38中中; Burda Stiftung: 27下右; ddp images GmbH: 35中右 (Newscom/UPI/Monika Graff); doc-stock GmbH: 15中左 (Fritzmann), 15上中 (3d4medical.com), 34中右 (Last Refuge); F1online: 12中右 (Masa Ushioda AGE), 29中左 (doc-stock RM), 34上右 (Aflo Aflo); FOCUS Photo-und Presseagentur: 9中 (DAVID MCCARTHY/SCIENCE PHOTO LIBRARY), 10中 (ZEPHYR/SCIENCE PHOTO LIBRARY), 11上中 (STEVE GSCHMEISSNER), 13上中 (THOMAS DEERINCK, NCMIR/SCIENCE PHOTO LIBRARY), 15中 (Prof. P. Motta/Dept. of Anatomy/University "La Sapienza", Rome/SCIENCE PHOTO LIBRARY), 21下右 (ANIMATED HEALTHCARE LTD), 21中 (SPL/Hutchings), 24中右 (PROFESSORS P.M. MOTTA & S. CORRER), 27中 (STEVE GSCHMEISSNER), 38-39背景图 (SUSU MU NISHINAGA), 47下 (JELLYFISH PICTURES); Fotex: 39中左 (Imagebro ker/Friedrich Sauerer); Fotolia LLC: 43 (Jelena Zaric); Geigl, Heike: 2下左, 5下左, 11中右, 12上左, 14上左, 15上右, 15下左, 16上左, 16下左, 17中, 17上右, 22上右, 22下左, 23上中, 25左, 28上右, 29上右, 30上左, 31下右, 32中右, 33下右, 41上左, 41下右, 42上右, 44下中; Image Professionals GmbH (spl): 9中右 (Steve Gschmeissner), 9下右 (MARSHALL SKLAR); iStock: 35中右 (kali9); Laska Grafix: 18上左, 19下右; mauritius images: 3o (Phototake), 11下左 (Alamy), 23中 (Phototake),

31上左 (Phototake); NASA: 18下右 (PD/NASA, ESA, and C.R. O'Dell (Vander bilt University)); OKAPIA: 8上左 (NAS/Omikron), 12上右 (Ca. Biological/Phototake); picture alliance: 4上 (Larry W. Smith/EPA/dpa), 4下右 (Ron Jenkins/Fort Worth Star-Telegram/MCT), 4中左 (Sven Simon/Essler), 5中 (Albert Pena), 5中右 (Albert Pena), 5上左 (Albert Pena), 5下左 (Ron T. Ennis/ Fort Worth Star-Telegram/MCT), 6上(akg-images), 6下(De Agostini B373 095238/dpa), 10下中 (Science Photo Library), 10上左 (Manfred P. Kage/ OKAPIA), 35上左 (Wissen Media Verlag/dpa), 35下右 (UPPA Cao Xin jia/dpa-Report), 37下左 (STEVE GSCHMEISSNER/SCIENCE PHOTO LIBRARY), 40左 (Pixologic studio/SPL), 40中 (Universität Zürich/dpa), 44-45背景图(Aeriform/Ikon Images), 45上(BSIP/JACOPIN), 46-47 (SCIEPRO), 46-47 (SCIEPRO), 46-47 (SCIEPRO), 46-47 (SCIEPRO), 46-47 (SCIEPRO), 46-47 (SCIEPRO), 46-47 (SCIEPRO), 46-47 (SCIEPRO), 46-47 (SCIEPRO), 46-47 (SCIEPRO), 46-47 (SCIEPRO), 46-47 (SCIEPRO); plainpicture: 35下左 (Martin Langer); Shotshop: 3中右 (leonardo medical), 24-25背景图(leonardo medical), 25下右 (foto AKL), 33中 (leonardo medical), 33中右 (leonardo medical), 33中右 (leonardo medical), 46上左 (leonardo medical), 46上右 (leonardo medical); Shutterstock: 3上 (Sebastian Kaulitzki), 4-5背景图 (Alfonso de Tomas), 6-7背景图 (Viktar Malyshchyts), 7上左 (Vasileios Karafillifis), 7下左 (Mopic), 8上中 (J J Osuna Caballero), 8上左 (Kateryna Kon), 11上左 (Blue Ring Media), 11上右 (SciePro), 14中右 (stockfoto-graf), 14中年 (Eric Isselee), 14中中 (Axel_Kock), 15上左 (OZaiachin), 16下右 (Madlen), 17下中 (Ermolaev Alexander), 17上右 (Jean

Valley), 18-19背景图 (Andrii Muzyka), 19上左 (UZUM), 20-21背景图(Dudarev Mikhail), 20上右 (SweetLeMontea), 21下中 (Alex Mit), 21上右 (Kittichai), 22中(leonello calvetti), 23上左 (Alexilusmedical), 24上中 (Juan Gaertner), 24下右 (Savchenko Liudmyla), 25m (somersault1824), 28中右 (amfroey), 28-29背景图(dedMazay), 30下右 (crystal light), 31中右 (Creations), 31上中 (Jose Luis Calvo), 31上右 (Alila Medical Media), 32o (Juan Gaertner), 32u (Sebastian Kaulitzki), 33上左 (Andre Nantel), 33上右 (Sebastian Kaulitzki), 33下左 (Fedorov Oleksiy), 33中右 (RomanenkoAlexey), 36上左 (SS1001), 38中 (Alex Mit), 38上左 (Sebastian Kaulitzki), 38下右 (ifong), 39中右 (wonderisland), 39上左 (Tefi), 39下中 (won derisland), 39上中 (joloei), 40下中 (Aldona Griskeviciene), 41上中 (Designua), 41上右 (Designua), 41上右 (Jiri Miklo), 42下中 (CLIPAREA/Custom media), 42中右 (Anna Rassadnikova), 42中右 (Anna Rassadnikova), 44上中 (somersault1824), 45中右 (Webspark), 45下中 (Andrey_Kuzmin), 46下左 (Mopic), 46上右 (Jonas Torres), 47中右 (Viachaslau Kraskouski), 48上 (Lightspring); Sol90images: 2中, 3下, 9中, 11中左, 34下, 36-37中; Think stock: 21上左 (leonello), 36上左 (Jordan McCullough), 37背景图 (Cattallina); Wikipedia: 3中左 (CC BY-SA 4.0/Gang65), 28下右 (CC BY-SA 4.0/Gang65)

封面照片: Shutterstock: 封1 (CLIPAREA I Custom media), 封4 (dream designs)
设计: independent Medien-Design

内 容 提 要

本书从细胞开始，由浅入深地介绍了人体各个部位与系统的生理构造与生理功能，带孩子走入奇妙的人体世界。《德国少年儿童百科知识全书·珍藏版》是一套引进自德国的知名少儿科普读物，内容丰富、门类齐全，内容涉及自然、地理、动物、植物、天文、地质、科技、人文等多个学科领域。本书运用丰富而精美的图片、生动的实例和青少年能够理解的语言来解释复杂的科学现象，非常适合 7 岁以上的孩子阅读。全套图书系统地、全方位地介绍了各个门类的知识，书中体现出德国人严谨的逻辑思维方式，相信对拓宽孩子的知识视野将起到积极作用。

图书在版编目（CIP）数据

奇妙的人体 /（德）莎布丽娜·拉希雷著；林碧清译 . -- 北京 ：航空工业出版社，2021.10（2024.2 重印）
（德国少年儿童百科知识全书 ：珍藏版）
ISBN 978-7-5165-2741-2

Ⅰ . ①奇… Ⅱ . ①莎… ②林… Ⅲ . ①人体－少儿读物 Ⅳ . ① R32-49

中国版本图书馆 CIP 数据核字（2021）第 196503 号

著作权合同登记号
图字 01-2021-4066

Der menschliche Körper. Wunderwerk der Natur
By Sabrina Rachlé
© 2014 TESSLOFF VERLAG, Nuremberg, Germany, www.tessloff.com
© 2021 Dolphin Media, Ltd., Wuhan, P.R. China
for this edition in the simplified Chinese language
本书中文简体字版权经德国 Tessloff 出版社授予海豚传媒股份有限公司，由航空工业出版社独家出版发行。
版权所有，侵权必究。

奇妙的人体
Qimiao De Renti

航空工业出版社出版发行
（北京市朝阳区京顺路 5 号曙光大厦 C 座四层　100028）
发行部电话：010-85672663　010-85672683

鹤山雅图仕印刷有限公司印刷　　　　　全国各地新华书店经售
2021 年 10 月第 1 版　　　　　　　　2024 年 2 月第 4 次印刷
开本：889×1194　1/16　　　　　　　字数：50 千字
印张：3.5　　　　　　　　　　　　　定价：35.00 元

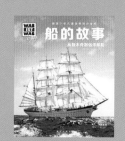
船的故事
从轮水舟岩运洋能

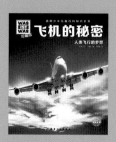
飞机的秘密
人类飞行的梦想

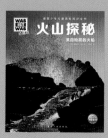
火山探秘
来自地底的火焰

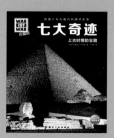
七大奇迹
上古时期的宝藏

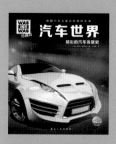
汽车世界
精彩的汽车发展史

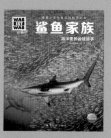
鲨鱼家族
海洋里的凶猛猎手

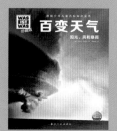
百变天气
阳光、风和暴雨

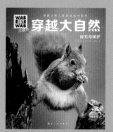
穿越大自然
探究和保护

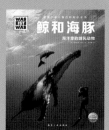
鲸和海豚
海洋里的哺乳动物

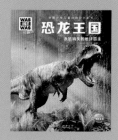
恐龙王国
永远消失的地球霸主

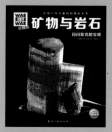
矿物与岩石
闪闪发亮的宝藏

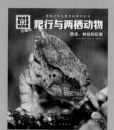
爬行与两栖动物
蜥蜴、林蛙和巨蟒

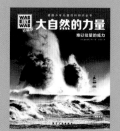
大自然的力量
难以估量的威力

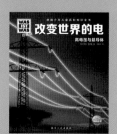
改变世界的电
高电压与超导体

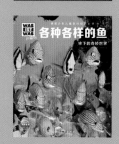
各种各样的鱼
水下的奇妙世界

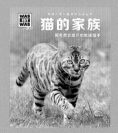
猫的家族
拥有柔软爪的敏捷猎手

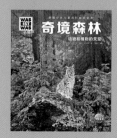
奇境森林
动物和植物的天堂

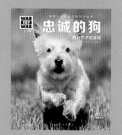
忠诚的狗
两只尔子的渴望

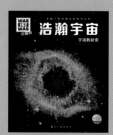
浩瀚宇宙
宇宙的秘密

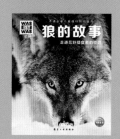
狼的故事
走进荒野猎食者的领域

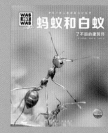
蚂蚁和白蚁
了不起的建筑师

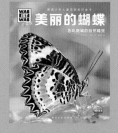
美丽的蝴蝶
色彩斑斓的自然精灵

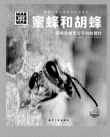
蜜蜂和胡蜂
美味的蜂蜜与可怕的毒针

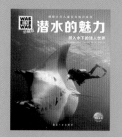
潜水的魅力
潜入水下的迷人世界

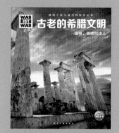
古老的希腊文明
谱写、英雄和诗人

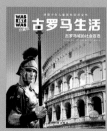
古罗马生活
古罗马城的社会百态

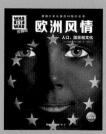
欧洲风情
人口、国家和文化

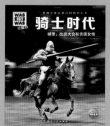
骑士时代
城堡、比武大会和贵族生活

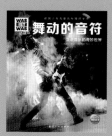
舞动的音符
走进音符的奇妙世界

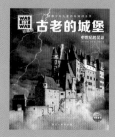
古老的城堡
中世纪的见证

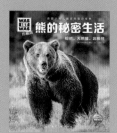
熊的秘密生活
棕熊、大熊猫、北极熊

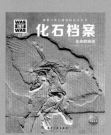
化石档案
生命的痕迹

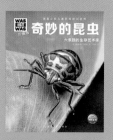
奇妙的昆虫
六条腿的生存艺术家

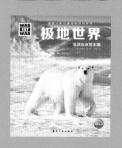
极地世界
生活在冰雪王国

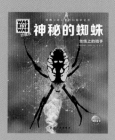
神秘的蜘蛛
丝线上的能手

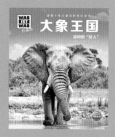
大象王国
颤动的"巨人"

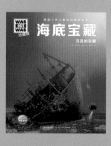
海底宝藏
沉没的宝藏

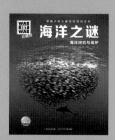
海洋之谜
海洋研究与保护

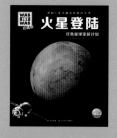
火星登陆
红色星球定居计划

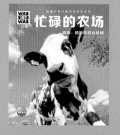
忙碌的农场
动物、植物和农业机械

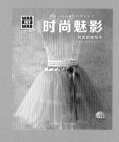
时尚魅影
时尚的古与今

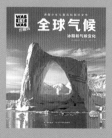
全球气候
地球和气候变化